U0351823

卫生监督培训模块丛书

丛书总主编 卢 伟

副总主编 李力达 贝 文 毛 洁
　　　　　曹晓红 朱素蓉

公共卫生监督卷

放射与职业卫生监督

陈春晖 主编

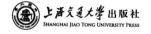
上海交通大学出版社
SHANGHAI JIAO TONG UNIVERSITY PRESS

内容提要

本书包括三大模块,主要介绍了放射和职业卫生监督的基础知识、法律法规和标准、监督内容与方法、监督结果与处理等。本书内容相当全面,课程难度由浅及深,层次分明,适合具有不同程度专业水平的卫生监督员学习和参考。

图书在版编目(CIP)数据

放射与职业卫生监督/ 卢伟总主编;陈春晖主编.
—上海:上海交通大学出版社,2018
ISBN 978 - 7 - 313 - 19201 - 1

Ⅰ.①放… Ⅱ.①卢…②陈… Ⅲ.①放射卫生-卫生管理②劳动卫生-卫生管理 Ⅳ.①R141②R13

中国版本图书馆 CIP 数据核字(2018)第 063350 号

放射与职业卫生监督

主　　编:陈春晖
编写人员:陈　飚　高智群
出版发行:上海交通大学出版社　　　　地　　址:上海市番禺路 951 号
邮政编码:200030　　　　　　　　　　电　　话:021 - 64071208
出 版 人:谈　毅
印　　制:上海盛通时代印刷有限公司　经　　销:全国新华书店
开　　本:710 mm×1000 mm　1/32　印　　张:11.375
字　　数:180 千字
版　　次:2018 年 3 月第 1 版　　　　印　　次:2018 年 3 月第 1 次印刷
书　　号:ISBN 978 - 7 - 313 - 19201 - 1/R
定　　价:62.00 元

丛书总序

为适应建设"卓越的全球城市和社会主义现代化国际大都市"和"健康上海"发展战略需要,在卫生行政"放管服"和深化医药卫生体制机制改革的大背景下,上海卫生监督面临前所未有的发展机遇和现实挑战。

为持续加强卫生监督员职业胜任力,提升卫生监督员的执法能力和监督水平,打造胜任、高效的卫生监督员队伍,上海卫生监督机构通过专业化和模块化培训模式,对监督员开展专业、管理、法律法规、执法技能等专项培训,对核心和骨干人员开展促进职业发展和综合素养提高的强化培训,对管理干部开展塑质增能轮训,取得了良好效果。

上海市卫生和计划生育委员会监督所在总结多年培训素材的基础上组织编写了这套卫生监督员培训教材,以期有助于各级各类卫生监督员培训和自学。

本套教材包括卫生监督基础和信息管理、公

共卫生监督、医疗执业和计划生育监督三卷、十七个分册,具有以下特色:

一是系统全面。本套教材对卫生监督工作涉及的工作环节、专业知识、法律法规、流程等进行了系统梳理,全面涵盖了卫生监督工作的内容。

二是模块化编辑。本套教材围绕卫生监督员职业胜任力要素,按照工作分析的结果,把岗位从事的某一项工作所需要的知识归结为一个模块;每一个模块既相互独立,又从属于某一专项工作;模块之间界限既清晰又关联。模块化的编辑方式大大方便了使用者根据自身的实际情况按需选择、组合使用;有针对性地、有选择地进行专项知识、技能的充实和提高,弥补个体短板。

三是体现新变化。本套教材特别增加了信息管理管理分册、公务员与依法行政分册,适应信息技术的发展变化和执法应用,顺应我国卫生监督机构和人员参照公务员法管理的体制变化新形势。教材使用最新修订的法律法规、技术规范和标准,吸收了新知识、体现了新变化,做到了与时俱进。

为编好本套教材,我们成立了编委会,组织了工作班子和编写队伍。前期开展了相关的研究,召开了多次专家研讨会、审稿会、协调会等,为教材的出版奠定了基础。

在本套教材编辑出版的过程中,得到了上海

市卫生和计划生育委员会的领导、相关专家学者，以及上海交通大学出版社的大力支持和热心帮助，为教材的顺利、高质量出版提供了有力保障。在此一并致谢。

非常感谢参加本套教材编写的各位同仁，他们牺牲了许多休息时间，为教材的出版付出了卓有成效的辛勤劳动。

由于编写的时间紧、任务重、相互协调工作量大等原因，本套教材难免存在疏漏和不足之处，恳请各位不吝赐教。我们相信，在各位的帮助下，我们一定能不断改进完善、不断提高教材的质量，为我国的卫生监督员队伍的建设和发展做出应有的贡献。

卢　伟

2018 年 3 月

目　录

模块一
放射卫生与职业卫生监督概述

课程一 放射卫生与职业卫生监督概述

一、法律法规体系

(一) 法律

《中华人民共和国职业病防治法》

《中华人民共和国职业病防治法》根据2017年11月4日第十二届全国人民代表大会常务委员会第三十次会议《关于修改〈中华人民共和国会计法〉等十一部法律的决定》第三次修正。

其中规定了卫生行政部门在职业病防治工作中的卫生监督职责主要有：

(1) 放射诊疗建设项目"三同时"监督管理。

(2) 医疗机构放射性职业病危害控制的监督管理。

(3) 职业病诊断机构监督管理。

(4) 职业健康检查机构监督管理。

（二）行政法规

《放射性同位素与射线装置安全和防护条例》根据 2014 年 7 月 29 日《国务院关于修改部分行政法规的决定》修订。其中规定了卫生行政部门在放射性同位素与射线装置安全和防护管理工作中的卫生监督职责主要有：放射源诊疗技术和医用辐射机构许可。

（三）部门规章

1.《放射诊疗管理规定》

《放射诊疗管理规定》于 2016 年 1 月 19 日根据国家卫生计生委令第 8 号修订。

其中规定的卫生监督职责主要有：

（1）医疗机构放射诊疗许可及监督管理。

（2）医疗机构放射诊疗工作人员健康监督管理。

2.《放射工作人员职业健康管理办法》

《放射工作人员职业健康管理办法》规定的卫生监督职责主要有：

（1）放射工作人员职业健康监督管理。

（2）办理和监督放射工作人员证。

3.《职业健康检查管理办法》

《职业健康检查管理办法》规定的卫生监督职责主要有：

职业健康检查机构许可及监督管理。

4.《职业病诊断与鉴定管理办法》

《职业病诊断与鉴定管理办法》规定的卫生监督职责主要有：

职业病诊断机构许可及监督管理。

(四) 规范性文件

(1) 卫生部关于印发《放射卫生技术服务机构管理办法》等文件的通知(卫监督发〔2012〕25 号)。

(2) 国家卫生计生委等 4 部门关于印发《职业病分类和目录》的通知(国卫疾控〔2013〕48 号)。

(3) 关于印发《职业病危害因素分类目录》的通知(国卫疾控〔2015〕92 号)。

(五) 技术标准

详见本分册各相关模块和课程。

二、放射卫生监督执法
对象和内容

1. 放射诊疗机构

(1) 执行法律、法规、规章、标准和规范等情况。

(2) 放射诊疗规章制度和工作人员岗位责任制等制度的落实情况。

（3）健康监护制度和防护措施的落实情况。

（4）放射事件调查处理和报告情况。

2. 放射卫生技术服务机构

（1）是否取得资质开展技术服务工作。

（2）是否在资质范围内开展技术服务工作。

（3）是否出具虚假报告。

（4）是否履行法定义务。

三、职业卫生监督执法
对象和内容

1. 职业健康检查机构

（1）相关法律法规、标准的执行情况。

（2）按照批准的类别和项目开展职业健康检查工作的情况。

（3）外出职业健康检查工作情况。

（4）职业健康检查质量控制情况。

（5）职业健康检查结果、疑似职业病的报告与告知情况。

（6）职业健康检查档案管理情况。

2. 职业病诊断机构

（1）相关法律法规、标准的执行情况。

（2）规章制度建立情况。

（3）人员、岗位职责落实和培训等情况。

（4）职业病报告情况。

四、监督执法基本要求

1. 人员要求

（1）取得卫生监督员证。

（2）熟悉放射卫生和职业卫生法律法规、技术标准。

（3）能熟练使用相关放射卫生现场快速检测仪器。

2. 程序要求

（1）监督执法至少由两名以上卫生监督员进行。

（2）监督执法时应先表明身份，出示证件，着装规范，并告知相对人依法享有的权利和义务。

（3）制作各种执法文书时应当实事求是，客观、真实地记录实际情况，不得有主观判断的语句。

（4）应当由执法人员和相对人双方签字确认的执法文书，在双方签字确认后不得进行修改，不得事后作补。

模块二
放射卫生监督

课程二　放射卫生基础知识

一、电离辐射基础

电离辐射，是指能直接或间接引起物质原子电离的辐射，是原子以电磁波或粒子形式传递时所释放的一种能量。早在 1895 年 11 月德国物理学家伦琴发现了一种看不见但能穿透物质的射线，称为 X 射线，X 射线被发现后不久即在医学中得到应用。1896 年 3 月，法国科学家贝克勒尔发现铀元素能发射出一种不可见的具有穿透力的辐射，能使空气电离和胶片感光。1898 年 7 月，居里夫妇首次从沥青铀矿中提炼出一种新元素，命名为钋(Po)，同年 12 月又成功分离出另一种新元素镭(Ra)，并提出了一个新名词"放射性"。在核事业发展的早期，用于研究和应用的辐射源主要是来自自然界的放射性物质，如可制成 γ 射线源的镭、可制成中子源的镭-铍混合物等，并通常被封装在小容器内，以达到使用安全和操作方便的目的。此后,随着核反应堆的发展,出现了人工放射性核素,辐射源的种类及其应用日益繁多,使用量也不断增加。目前,核技术已广泛应用于国防、科研、工业、农业、医学、通讯、交通、环保、资源开发和科学研究等各个领域,对促进人类文明建设发挥了不可替代的作用。

(一) 电离辐射来源

电离辐射依据来源,可分为天然辐射和人工辐射两大类。来自天然辐射源的电离辐射称为天然辐射,来自人工辐射源或经加工过的天然辐射源的电离辐射称为人工辐射。

1. 天然辐射源

指来自外太空的宇宙射线及存在于食物、空气及居住环境中的天然放射性物质产生的各种辐射。例如,氡(特别是^{222}Rn)是一种主要的天然辐射源,氡气在衰变过程中会放出 α 粒子,当人体吸入氡气时,肺部会受到 α 粒子照射。另一种天然辐射是来自太空的宇宙射线。另外,人体内也含有放射性核素,如^{40}K、铀、钍、镭、^{14}C 等。

(1) 宇宙辐射。

宇宙辐射可分为初级宇宙线和次级宇宙线。从宇宙空间进入地球大气层的高能辐射称为初级宇宙线;初级宇宙线与大气层中的原子核相互作用产生的次级粒子和电磁辐射称为次级宇宙射线。从飞行高度到地面,随着高度的降低,大气中的宇宙射线强度变弱。宇宙射线与大气相互作用还可产生一些放射性原子核,即宇生放射性核素,如 ^3H、^{14}C、^7Be 和 ^{22}Na。

(2) 地球辐射。

指存在于地球上的天然放射性核素所引起的照射。地球上的天然放射性核素又可分为原生放射性核素和宇生放射性核素两类。原生放射性核素是指从有地球以来就存在于地壳里的天然放射性核素,是长半衰期放射性核素,主要包括 ^{40}K、^{238}U 放射系和 ^{232}Th 放射性核素。以 ^{232}Th 和 ^{238}U 起始的两个衰变链是最重要辐射来源。宇生放射性核素是由于宇宙射线粒子和大气层中的原子核相互作用而产生,主要包括 ^3H、^7Be、^{14}C、^{22}Na 和 ^{24}Na。除了 ^3H、^{14}C 和 ^{22}Na 这几个与人类代谢作用有关的元素之外,宇生放射性核素对地表 γ 外照射的剂量贡献甚微。

2. 人工辐射源

人工辐射主要来源于医学照射、大气核试验、职业照射、核电站事故和核燃料循环。医疗照射是人工照射的主要来源。此外,还包括来源于核试验产生的放射性尘埃、夜光表、电离室、烟雾探测器等。核能发电等也是人工辐射的重要来源,核电站在运行过程中可排放出带有微量放射性的废气和废水,同时核废料在运送或处理过程中也会放出微量放射性物质。

(1) 医疗照射。

辐射的医学应用是迄今为止最主要的人工辐射照射来源,而且还在不断研究发展,它包括 X 射线影像诊断、介入放射学、核医学和放射治疗。通常,医学照射仅限于所关心的解剖部位和针对特定临床目的,对患者个人诊断照射所产生的剂量是相当低的(典型的有效剂量介于 0.1～10 mSv),但是,放射诊疗应用的普遍性使得其成为最主要的人工照射来源,人均年剂量可达 0.6 mSv,占全球人均年剂量 20%,并有逐年增加的趋势。医疗照射包括:患者自身因医学诊断或治疗所受的照射;知情而又自愿帮助看护和安慰患者的人员所受的照射;以及志愿者在涉及照射的生物医学研究计划中所受的照射。

(2) 职业照射。

职业照射是指工作人员在其工作的时候所受到的辐射照射,包括所有在工作中遭受到的照射而不管其来源。我国基本标准 GB 18871 对职业照射的定义为:除了国家有关法规和标准所排除的照射以及根据国家有关法规和标准予以豁免的实践或源所产生的照射以外,工作人员在其工作过程中所受的所有照射。

（3）人类活动引起的环境辐射照射。

人类活动、实践和涉及辐射源的事件可导致放射性物质向环境中释放并使人们受到辐射照射。全球人类受到的主要人工照射主要来自在1945年至1980年间进行的大气层核武器试验，导致大量的放射性物质向环境中无约束地释放，在大气中广泛地扩散并沉积在地球表面。

（二）辐射的概念和种类

辐射是一种能量的空间传递，是存在于宇宙和人类生存环境中的一种物理现象。根据辐射的本质，可以将其分为电磁辐射和粒子辐射；根据辐射的能量大小和能否引起作用物质的分子电离，又可以将其分为电离辐射和非电离辐射。

1. 电磁辐射和粒子辐射

（1）电磁辐射。

所谓电磁辐射，实质上是电磁波，它由电场和磁场的交互变化而产生，以波的形式移动，有效地传递能量和动量。电磁辐射是一种看不见、摸不着的以特殊形态存在的物质，它以电磁波的形式在空间向四周辐射传播，具有波的一切特性，仅有能量而无静止质量。电磁辐射可以按照频率和波长进行分类，从低频到高频依次为无线电波、微波、红外线、可见光、紫外光、X 射线和 γ 射线等。电磁辐射的能量(E)与辐射的波长(λ)有关,而辐射的穿透能力是由光子能量决定的,能量越高,辐射穿透性越大。因此,辐射的波长越短,能量越高,穿透性越大。原子的电离需要克服的电子束缚能一般在几到几十电子伏(eV),能量水平在 12 eV 以下的电磁辐射不足以引起生物体电离,称为非电离辐射,如紫外线、可见光线、红外线、射频及激光等;而当能量水平达到 12 eV 以上时,对物体有电离作用,可导致机体的严重损伤,这类电磁辐射称为电离辐射,如 X 射线、γ 射线等。从本质上来说,X 射线和 γ 射线均是由光子组成,在电磁辐射能谱中所占的范围基本是相同的,仅能从其来源加以区分。X 射线来自核外电子的相互作用,而 γ 射线则来自核衰变,当不稳定的核分裂或衰变,变成稳定的核时,多余的能量以 γ 射线方式放出。

(2) 粒子辐射。

粒子辐射是指组成物质的一些基本粒子,或由这些基本粒子构成的原子核,既有运动能量又有静止质量,可通过消耗自己的动能把能量传递给其他物质。主要的粒子辐射有电子、α 粒子、中子、质子、负 π 介子和带电重离子等。

电子:是带有一个最小单位负电荷的粒子,

包括放射性核素核转变时释放的 β 射线（电子或正电子）及电子加速器产生的能量接近单一的电子束。β 粒子是一种高速运动的电子，体积比 α 粒子小得多，穿透能力则比 α 粒子强，高能电子主要在组织深部产生电离作用。

α 粒子：是氦原子核，由 2 个带正电荷的质子和 2 个不带电的中子组成。α 粒子质量较大，又带两个正电荷，因此，α 粒子的电离能力强，能量一般在 4～8 MeV；但穿透能力弱，皮肤或一张纸即能阻挡 α 粒子，在空气中的射程仅为 2.5～7.5 cm。因此，α 粒子外照射对机体不会产生严重危害，但发射 α 粒子的放射性核素进入体内时，造成的损伤较大。

中子：是质量为 1.009 原子质量单位的不带电粒子。由于不带电荷，它把能量传递给物质的主要方式是和原子核相互作用，与核作用的几率取决于中子的能量。中子主要来源于核辐射，以及加速粒子在靶物质中发生的核反应、重核裂变和轻核聚变。能产生中子的物质或辐射装置称为中子放射源，常用的中子放射源有放射性核素中子源、加速器中子源和反应堆中子源。放射性核素中子源是利用一些放射性核素衰变时产生的 α 或高能 γ 射线与某些轻元素（如 Be、B、F 等）作用，通过（α，n）或（γ，n）反应产生中子；某些重元素(如^{252}Cf)也会自发裂变产生中子。与质量和能量相同的带电粒子相比,中子的穿透能力较大。

质子:是氢原子核^{1}H,带正电荷,其质量约为电子的2 000倍。在宇宙射线中含有较大比例的质子。

π介子:是大小介于电子和质子之间,带正电或负电的粒子,或者中性粒子。其中,负π介子与放射生物学关系较密切,可由高能质子流轰击重金属靶产生,当其能量在40~90 MeV时,它们在组织中的射程可达6~13 cm,通过调节入射能量可控制其入射深度。由于它在介质中具有特定的吸收方式,它们对正常组织的损伤效应小,可望适用于临床肿瘤放射治疗。

重离子:是指比α粒子重的离子,如氮、碳、硼、氖、氩等原子被剥掉或部分剥掉外围电子后的带正电荷的原子核。在高层航空和空间探索的外部辐射场中会碰到重离子。此外,由于重离子具有高LET和尖布拉格峰(Bragg peak)等特殊性质,重离子疗法的研究与应用受到了人们关注,在临床放射治疗中有较好的展望前景。重离子在人体中的能量衰减,起初不大,后又快速上升形成一个峰值,然后急速下降到零。其布拉格峰具有的优良剂量分布,可使重离子束的能量集中在癌细胞处释放,肿瘤病灶处受到最大的照射剂量,肿瘤前的正常细胞只受到 $1/3 \sim 1/2$ 的峰值剂量,肿瘤后部的正常细胞基本上不受到任何伤害。但重离子疗法需将碳离子加速至几十亿电子伏才具有临床用途,对于设施的要求极高。

2. 电离辐射和非电离辐射

(1) 电离辐射。

电离辐射可以导致物质电离并产生带正电荷的离子及带负电荷的电子,包括高速粒子及高能量电磁波,如宇宙线、X 线、γ 线、带电或非带电粒子射线等。电离辐射中,α 粒子、β 粒子、质子等能直接引起被穿透的物质产生电离,属于直接电离粒子;致电离光子(如 X 射线和 γ 射线)及中子等不带电离子,是在与物质相互作用时产生带电的次级粒子而引起物质电离,属间接电离粒子。

(2) 非电离辐射。

非电离辐射是低能量的电磁辐射,例如紫外线、红外线、激光、微波等除 X 射线和 γ 射线以外的电磁波。它们的能量不高,不足以引起生物体电离,只会使物质内的粒子产生振动,使温度上升。

3. 放射性

放射性是自然界存在的一种自然现象,来自

原子核。大多数物质的原子核是稳定不变的，少数原子核不稳定。不稳定的原子核会自发向稳定的状态变化（衰变），同时会发射各种各样的射线，这种现象就是"放射性"。许多天然的和人工生产的核素都能自发地发射各种射线。放射性活度的单位是秒$^{-1}$（s^{-1}），国际制单位是贝克勒尔，简称符号是 Bq。放射性活度还有一个旧的专用单位居里（Ci），1 居里（Ci）$=3.7\times10^{10}$Bq。

具有特定质量数、原子序数和核能态，而且其平均寿命长到足以被观察到的一类原子称为核素。某些核素能自发地发射 α、β 等带电粒子或 γ 光子，或在发生轨道电子俘获后释放 X 射线，或发生自发裂变，称为放射性核素。放射性核素有一个共同的特征，即都能自发地发射一种或多种射线并同时改变能量状态，或转变为另一种核素。据天然放射性核素衰变时所释放的射线种类不同，可分为 α 衰变、β 衰变（β^- 衰变、β^+ 衰变、电子俘获）和 γ 衰变等类型。

（1）α 衰变。

核素衰变时同时放出结合在一起的两个质子和两个中子，即 α 粒子的过程称为 α 衰变。α 衰变的公式是：

$$_Z^A X \rightarrow _{Z-2}^{A-4}Y + _2^4He$$

式中：Z 是原子序数；A 是原子质量。α 衰变中可获得的能量是 $Q_α$，等于母核和两种衰变产物的质量差值，该能量被 α 粒子和 γ 射线分享。天然放射性核素镭（^{226}Ra）是 α 衰变的一个典型例子：

$$^{226}_{86}\text{Ra} \rightarrow ^{222}_{84}\text{Rn} + α(5.2\ \text{MeV})。$$

通常称具有 α 衰变特性的放射性核素为 α 放射源。目前，使用最多的 α 放射源有 ^{241}Am、^{238}Pu、^{239}Pu、^{244}Cm 和 ^{210}Po 等。

（2）β 衰变

β 衰变是指不稳定原子核通过放出 β 粒子或俘获核外的轨道电子转变为另一原子核的现象，在 β 衰变过程中发射的电子有连续的能谱分布，其范围从 $0 \sim E_{max}$（最大能量），此处的最大能量 E_{max} 对某一特定原子核是一个特征性参数。β 衰变可分为 β$^-$ 衰变、β$^+$ 衰变和电子俘获三种类型。

β$^-$ 衰变：是原子核内的一个中子转变为质子的过程，β$^-$ 粒子就是电子。β$^-$ 衰变后母核与子核的质量数不改变，但由于核中多了一个质子，原子序数增加了一个单位，并发射一个中微子（ν）。β$^-$ 衰变的公式是：

$$^{A}_{Z}\text{X} \rightarrow_{Z+1}\text{Y} + β^- + ν$$

β$^+$ 衰变：是原子核的一个质子转变为中子的过程，β$^+$ 又称正电子，是一种质量和电子相同、带

一个单位正电荷的粒子,因此,β^+ 衰变又称为正电子发射,β^+ 衰变的公式是:

$$_Z^A X \rightarrow _{Z-1}^A Y + \beta^+ + \nu_e$$

电子俘获(EC):是原子核从核外壳层中俘获一个电子,使核内的一个质子转变为中子,并释放出中微子,原子电子的重新排列会导致发射 X 射线。轨道电子俘获的通用衰变公式为:

$$_Z^A X + e_i^- \rightarrow _{Z-1}^A Y + \nu_e$$

能自动发射电子的放射性核素称为 β 放射源。按照发射 β 粒子的最大能量,β 放射源可分为低能、中能和高能。由于低能电子在固体中的射程很短,如 ^3H 发射的 18.6 keV 电子,在塑料中的最大射程仅为 0.8 mg·cm^{-2}。因此,在制作这类源时,其活性层表面只能加很薄的保护膜,甚至制成裸源。一般能量的 β 粒子可穿过几米甚至几十米厚的空气层,对人体可造成内、外照射的辐射危害。

(3) γ 衰变。

γ 衰变指处于激发态的原子核通过放出 γ 射线或内转换电子到较低能态的过程,又称为 γ 退激或 γ 跃迁。在 γ 衰变过程中,原子核的质量数和电荷数都未发生变化,只是能量状态发生了改变。从原子核衰变放出的 γ 射线是一种高能的光子流,属不带电的中性粒子,静止质量为零,是一种电磁波,穿透能力强,对人体可造成内、外照射的辐射危害。

γ 放射源是以发射 γ 射线为特征的放射源,是利用发射 γ 射线的源制备的。γ 射线通常是其他类型的核衰变的伴随射线。除了一些罕见的情况以外,γ 衰变并不是一个最初的过程,而常常是伴随 α、β、正电子辐射或电子俘获发生的。在任何时候,只要发射粒子没有用尽衰变产生的所有能量,原子核便会含有多余的能量并处于激发态,这个状态是不稳定的,多余的能量将以发射光子或 γ 射线的形式释出,跃迁到低能态或基态。例如,^{60}Co 的 β 衰变伴随两组强度均大于 99% 的 γ 射线,其能量分别为 1.173 MeV 和 1.332 MeV。而目前在诊断医学中应用极为广泛的锝-99m(^{99m}Tc)是罕见的纯 γ 射线辐射,其半衰期为 6.0 h,衰变产物为 ^{99}Tc,半衰期长达 2.13×10^5 年,而 ^{99}Tc 一旦排放到环境中将会导致环境本底的增加。

(4)中子辐射。

中子在自由状态下是不稳定的,可自发衰变为质子和电子。中子通过组织时不受带电物质的干扰,与带电粒子相比,在质量与能量相同条件下,中子的穿透力较大。中子本身不能直接被加速,它把能量传递给物质的主要方式是和原子核相互作用,作用的概率取决于中子的能量。按照能量的大小,通常将中子分为 6 类:① 热中子,指与周围介质达到热平衡的中子,在常温下平均能量为 0.025 eV,现在将 0.5 eV 以下的中子都称为热中子;② 超热中子,能量在 0.5～1 eV 的中子;③ 慢中子,能量在 1～100 eV 的中子;④ 中能中子,能量在 100 eV～10 keV 的中子;⑤ 快中子,能量在 10 keV～10 MeV 的中子;⑥ 高能中子,能量在 10 MeV 以上的中子。

能产生中子的物质或辐射装置称为中子放射源,通常的中子源有放射性核素中子源、加速器中子源和反应堆中子源。放射性核素中子源是利用一些放射性核素衰变时产生的 α 或高能 γ 射线与某些轻元素(如 Be、B、F 等)作用,通过 (α, n) 或 (γ, n) 反应产生中子;某些重元素,(如 ^{252}Cf)也会自发裂变产生中子。放射性核素中子源具有体积小、中子发射率稳定、易于生产、价格便宜、安全性能好和使用方便等优点,缺点是中子发射率低。

(三) 电离辐射与物质的相互作用

对于电离辐射与物质相互作用的认识,是研究辐射效应和进行剂量测量的物理基础。直接电离粒子、间接电离粒子与物质相互作用有不同的过程。

1. 带电粒子与物质的作用

带电粒子包括不同能量的电子（β粒子）、α粒子、质子、氘核、裂变碎片等。由于带电粒子具有静止质量，并带有电荷，因此可与其他粒子发生碰撞、吸收和排斥作用。带电粒子与生物体作用的主要方式有：非弹性碰撞、韧致辐射和弹性散射。

（1）非弹性碰撞（电离和激发）。

带电粒子可使物质的原子或分子激发或电离，并将部分能量转化为激发能和电离能。如果传递给束缚电子的能量足够大，能使电子脱离原子变成自由电子，称为电离；如果传递给束缚电子的能量不够大，仅能使电子跃迁到较高的能级上，则称为激发。

（2）韧致辐射。

带电粒子在物质原子核电场的作用下，运动方向发生变化并得到了加速度，使一部分动能转化为连续能量分布的韧致辐射，以 X 射线的形式放出。

（3）弹性碰撞。

带电粒子通过与作用物质的原子和分子发生不断的弹性碰撞，将带电粒子的一部分能量转化为热能。

2. X、γ射线与物质的作用

X、γ射线均为电磁辐射，可与物质发生以下三种作用：光电效应、康普顿效应和电子对效应。

（1）光电效应。

光电效应是能量为 0.1～10 MeV 的 X、γ射线与物质作用的主要方式。X、γ射线（光子）作用于原子的内壳层电子（束缚电子），将全部能量交给电子，使其克服结合能而离开原子成为自由电子（光电子），而光子本身消失。

（2）康普顿效应。

康普顿效应是 X、γ射线工作场所散射线的主要来源。当光子作用于结合能较低的原子外壳层电子，将一部分能量交给电子使其脱离束缚成为反冲电子，光子本身不消失，而是携带其余能量沿着与光子入射方向成一定角度的方向散射，这一过程称为康普顿效应。

（3）电子对效应。

能量大于 1.022 MeV 的光子，在接近被照射物质的原子核时，在原子核的库仑场的作用下，其能量转化为一个正电子和一个负电子，自身消失，该过程称为电子对生成效应。

3. 中子与物质的作用

中子的电荷数为 0，不能直接引起物质电离，只在与原子核发生碰撞时，才能把能量传递给受碰撞的原子核。与具有相同质量和能量的带电粒子相比，中子具有更大的穿透力。中子与物质的相互作用可分为核反应和散射两大类：核反应包括中子俘获和散裂反应；散射包括弹性散射和非弹性散射等。中子与物质作用产生效应的类型与中子的能量大小有关，其中，中能快中子(100 keV～20 MeV)的作用形式主要是弹性散射，当中子能量高于 6 MeV 时开始发生非弹性散射，而慢中子和热中子与物质作用时很容易被原子核俘获而产生核反应，核反应的产物可能是稳定核素，也可能是放射性核素，同时还释放出 γ 射线或其他粒子。稳定核素俘获慢中子后生成放射性核素并放出射线，称为感生放射性。当中子能量高于 20 MeV 时，它能使某些原子核碎裂，并释放出几个粒子或碎片，即散裂反应。

参考文献

[1] 李德平,潘自强. 辐射防护手册[M].北京：原子能出版社,1987.

[2] 潘志强. 辐射安全手册[M].北京：科学出版社,2011.

[3] 杨朝文.电离辐射防护与安全基础[M].北京：原子能出版社,2009.

[4] GB 18871—2002,电离辐射防护与辐射源安全基本标准[S].北京：中国标准出版社，2002.

二、放射防护体系

放射防护体系是指为了保护人类环境免受或少受电离辐射危害的相互关联或相互作用的要求构成的整体。辐射防护就是要防止有害的确定性效应，限制随机性效应的发生概率，使之合理达到尽可能低的水平。通常将辐射实践的正当性、辐射防护的最优化和个人剂量限值称为辐射防护三原则。在三原则运用中，应当认识到每项原则都是放射防护体系的重要组成部分，不可片面强调某项原则并忽视其他原则。正当性是放射防护最优化的前提，个人剂量限值是放射防护最优化的约束条件，实施最优化的措施是降低受照剂量的关键。除了贯彻实施辐射防护三原则，放射防护体系中还提出了剂量约束和参考水平的要求。

(一) 放射防护三原则

1. 辐射实践的正当性

在引进伴有辐射照射的实践之前，应当进行正当性判断和利益代价分析，只有实践使个人和社会从中获得的利益大于其可能造成的危害时，该实践才被判断为正当的、可以进行的。简单表述为：任何伴有辐射照射的实践都应当有正当的理由，并且确认因实践获得的净利益大于付出的代价。国际辐射防护委员会(International Commission on Radiological Protection，ICRP)建议，当正在考虑涉及增加或减少辐射照射或潜在照射危险水平的活动时，预期的辐射危害的变化应明确包括在决策过程中。所考虑的后果不限于辐射危害，还包括该活动的其他危险和代价及利益。辐射危害有时只是全部危害中的一小部分。因此，正当性远远超越了放射防护的范围。

(1) 正当性原则的应用。

在职业照射和公众照射情况下，正当性原则的应用有两种方法，它取决于是否可以直接控制源。第一种方法用于引入新的活动，在这里对放射防护预先进行了计划且可以对源采取必要的行动。正当性原则应用于这些情况，要求只有当计划的照射对受照射个人或社会能够产生净利益以抵消它带来的辐射危害时才可以引入。重要的是，判断引入或继续包含电离辐射照射的特定类型的计划情况是否可以证明是正当的。当有新信息、新技术出现时，该活动的正当性需要重新判断。第二种方法用于主要通过改变照射途径行动的情况。主要的例子是现存照射情况和应急照射情况。在这些情况下，正当性原则用于决定是否采取行动以避免进一步的照射。减小剂量的任何决定，都会带来某些不利因素，利益必须大于危害才是正当的。在两种方法中，判断正当性的责任通常落到管理部门身上，以确保最广泛意义上的社会利益，因而不必对每个个人有益。然而，做出正当性判定的输入信息可能包括许多方面，可能是由管理部门以外的用户或其他组织或人员告知的。正当性包含很多方面，不同的组织将会参与且负有责任。在这样的背景下，放射防护考虑将作为重要决策过程的一个依据。患者的医疗照射正当性的判断过程需要一种不同且更加详细的方法。像其他计划照射情况一样，辐射的医学应用也应当具有正当性，尽管此种正当性判断的职权更多地归专业人员而非监管机构所有。

（2）非正当照射。

除非情况特殊，以下照射可认定是非正当的：① 故意添加放射性物质或进行活化，使食品、饮料、化妆品、玩具、私人珠宝或装饰品等产品的放射性活度增加引起的照射。② 在未查询临床症状情况下，为了职业、健康保险或法律目的而开展的放射检查，除非此检查预期能够为被检查个人的健康提供有用的信息，或能够为重要的犯罪调查提供证据。这几乎总是意味着必须对获得的影像进行临床评估,否则照射就不是正当的。
③ 对无症状的人群组进行涉及辐射照射的医学筛选检查,除非对受检查个人或整个人群的预期利益足以弥补经济和社会成本(包括辐射危害)应当考虑筛选程序检查疾病的可能性,对查出疾病给予有效治疗的可能性,以及对于某些疾病,控制这些疾病给整个社会带来的利益。

2. 防护的最优化

对于来自一项实践中的任一特定源的照射,应使防护与安全最优化,在考虑到经济和社会因素的条件下,采取各种防护措施,将个人受照剂量、受照射的人数以及受照射的可能性均保持在可合理达到的尽可能低水平(ALARA 原则)。这种最优化应以所致个人剂量和潜在照射危险分别低于剂量约束和潜在照射危险约束为前提条件(治疗性医疗照射除外)。

(1)最优化的过程主要包括:① 估计照射情况,包括任何潜在照射(过程的构架);② 选择剂量约束或参考水平的适宜值;③ 鉴明可供选择的可能的防护方案;④ 选择主要情况下的最佳方案;⑤ 实施所选择的防护方案。

在所有情况下,应用剂量约束或参考水平的最优化过程用于计划防护行动和建立主要情况下适宜的防护水平。该过程是前瞻性的反复过程,它考虑到技术和社会经济的发展,既需要定性的判断,也需要定量的判断。应当系统、谨慎地实施最优化的过程,以保证考虑到所有相关的方面。

（2）防护的最优化并非是剂量的最小化,最优化的防护是仔细地对辐射危害和保护个人可利用资源进行权衡的评估结果。因此,最佳的选择未必是剂量最低的选择。除了降低个人照射之外,还应当考虑减少受照射人员的数目。集体有效剂量仍然是工作人员防护最优化的一个重要参数。为了最优化的目的,比较防护方案选择时,必须仔细考虑受照射人群中个人照射分布的特点。当照射涉及多人口、大区域、长时间时,总的集体有效剂量并非做出决策的有效手段,因为它会不恰当地汇总信息,可能误导防护措施的选择。为克服集体有效剂量的局限性,必须仔细分析每一种相关的照射情况,以及最佳地描述特定情况照射在相关人群中分布的照射参数。这种分析,通过询问什么时间、什么地点、什么人受到照射,以鉴明具有相似特征的各种人群组,以便在最优化过程中可以计算这些人群组的集体有效剂量,并确定相应的最优化防护策略。

3. 个人剂量限值

对个人受到的照射剂量进行限制,以保证个人受到的所有照射实践的剂量总和不超过规定的限值。剂量限值仅适用于计划照射情况，不适用于患者的医疗照射。在一种照射类型中，职业的或者公众的剂量限值都适用于来自具有正当性实践的相关源照射的总和。

（1）限值。

对于计划照射情况下的职业照射，ICRP 建议剂量限值表述为：在限定的 5 年内平均有效剂量 20 mSv（5 年内 100 mSv），且进一步的规定是任何一年的有效剂量不得超过 50 mSv。对于计划照射情况下的公众照射，ICRP 建议剂量限值表述为 1 年有效剂量 1 mSv；在特殊情况下，假如在限定的 5 年内平均每年不超过 1 mSv，在单个的一年内可以允许有效剂量的数值大一些。有效剂量限值适用于由外照射引起的剂量和由摄入放射性核素的内照射引起的待积剂量之和。

（2）适用。

剂量限值不适用于应急照射情况。在这种情况下，知情的受照射个人从事自愿抢救生命的行动或试图阻止灾难态势。对于承担紧急救援作业的知情志愿者，可以放宽对正常情况的剂量限制。然而，在应急照射情况的后期，承担恢复和重建作业的响应人员应视为职业受照射人员，并应按照正常的职业放射防护标准进行防护，他们所受到的照射不应超过 ICRP 推荐的职业剂量限值。考虑到在一个应急照射情况事件中早期的响应措施存在某些不可避免的不确定性，女性工作人员在这些情况下不应该作为抢救生命或其他紧急行动的初始响应人员。

对于一般公众中知情的、与抚育和照顾接受过非密封放射性核素治疗出院后的患者相关的个人，可以放宽对正常情况的剂量限制，且通常不应受公众剂量限值的限制。除有效剂量限值外，ICRP 的第 60 号出版物中还规定了眼晶体和局部皮肤的限值，这是因为用有效剂量限值防止组织反应未必能够保护这些组织。这些组织的相应限值根据当量剂量给出。然而，期望得到有关视觉损伤的眼睛辐射敏感度的新数据。当得到这些数据时，ICRP 将考虑这些数据，并将考虑它们对眼晶体当量剂量限值的可能意义。

(二)剂量约束和参考水平

剂量约束和参考水平概念与防护的最优化一同用于对个人剂量的限制。制定剂量约束或参考水平的目标是在考虑到经济和社会因素后，将所有的剂量降低到可合理达到的尽量低的水平。ICRP 的 103 号出版物对计划照射情况(除患者的医疗照射外)这一剂量水平的限制沿用术语"剂量约束"。对于应急照射和现存照射情况，ICRP 建议采用术语"参考水平"描述这个照射水平。在计划情况下,可以在计划阶段应用对个人剂量的限制,并且为了确保不会超过约束值,剂量是可以预测的。对于其他照射情况,可能存在更宽范围的照射,最优化过程可以使用高于参考水平的初始个人剂量水平。选定的剂量约束或参考水平数值依赖于所考虑照射的环境。无论是剂量和危险约束还是参考水平都不代表"危险"与"安全"的分界线,也不表示改变个人相关健康危害的等级。

1. 剂量约束

剂量约束是计划照射(除患者的医疗照射外)情况下,对某辐射源引起的个人剂量的一种限制。它是预期的,且为源相关的,在对该源进行防护最优化时作为预期剂量的上限。剂量约束是这样一个剂量水平,对于给定源的照射高于该剂量水平时防护得到最优化是不大可能的,因此,对于这种情况几乎总是需要采取行动。计划照射情况的剂量约束值代表防护的基本水平,且将总是低于有关的剂量限值。在设计过程中,必须确保据相关的剂量不得超过约束值。防护的最优化将确定一个在约束值以下的可接受的剂量水平。于是这个优化剂量水平就是设计的防护行动的预期结果。

在超过剂量约束时必要的行动包括确定防护是否已经达到了最优化,是否已经选择了适当的剂量约束,以及把剂量降低到可接受水平的进一步措施是否可能是适当的。对于潜在照射,相应的源相关约束称为危险约束。把剂量约束视为目标值是不充分的,还将需要进行防护的最优化以确定一个在约束值以下的可接受的剂量水平。

对于职业照射,剂量约束是一个用来限制选择范围的个人剂量数值,因此在最优化过程中仅仅考虑那些预期所引起的剂量低于约束值的选择。对于公众照射,剂量约束是公众成员从一个特定可控源的计划作业中接受到的年剂量上限。但需强调的是,剂量约束值不能用作或理解为监管限值。

2. 参考水平

在应急照射或可控的现存照射情况下,参考水平表示这样的剂量或危险水平,计划允许发生的照射在该水平以上时就判断为不合适,因而应当设计并优化防护行动。所选择的参考水平数值将依赖于所考虑的照射情况的主要情况。

当一个应急照射情况已经发生或已经鉴明一个现存照射情况,且已经采取了防护行动时,可以对工作人员和公众成员的剂量进行测量或评价。此时,参考水平可以作为一种具有不同功能的基准,通过它能够对防护选择进行回顾性的判断。实施某个计划的防护策略引起的剂量分布可能包含也可能不包含参考水平以上的照射,这取决于该策略的成效。然而，如果可能的话，都应该努力把参考水平以上的照射降低到参考水平之下。

3. 剂量约束和参考水平的影响因素

在剂量高于 100 mSv 时，发生确定效应的可能性增加，并有显著的癌症危险，因此 ICRP 认为参考水平的最大值是 100 mSv，它可以是急性受到的照射也可以是一年内遭受到的照射。急性或一年内遭受到 100 mSv 以上的照射，只有在极端情况下才可能会是正常的，这是因为照射是不可避免的，也可能是因为一些例外的照射情况，如为了挽救生命或为了阻止严重灾害等。没有其他个人或社会利益能够补偿如此高的照射。ICRP 将剂量约束和参考水平分层三个层次：

第一层次，小于或等于 1 mSv，适用于受照射个人可能不直接由此受益，但可能对社会有利的照射情况，通常属于计划照射范围。公众成员受到来自实践计划运行的照射是这种情况的主要例子。此层次的约束值和参考水平，通常选择用于具有一般信息和环境调查或监测或评价的照射情况，且在这些情况下个人可能会告知但不需培训。相应的剂量常常是在天然本底上有一个微小的增加，且至少比参考水平的最大值低两个数量级，因此，提供了严格的防护水平。

第二层次，大于 1 mSv 到小于或等于 20 mSv，适用于受照射个人直接受益的照射情况。这一层次的剂量约束值和参考水平，将常常提出用于具有个人监护或剂量监测或评价的情况，同时个人从培训或通知中受益。例如，为计划照射情况下职业照射设置剂量约束值。涉及异常高水平的天然本底辐射或事故后恢复阶段的照射情况也属于此范围。

第三层次，大于 20 mSv 到小于或等于 100 mSv，适用于少有的或常常是极端的情况。此时采取降低照射的行动常常是破坏性的。在所带来的利益与照射大小相称的那些情况下，参考水平和剂量约束值，偶尔对于"一次性"照射低于 50 mSv，也可能设定在这一级别范围。在辐射应急情况下所采取的降低照射的行动是这种情况的主要事例。ICRP 认为当剂量升高到接近 100 mSv 时，防护行动将几乎总是具有正当性的。另外，越过有关器官或组织的确定效应剂量阈值的那些情况，应该总是需要采取行动。

（二）我国现行辐射防护的基本剂量限值

国家标准《电离辐射防护与辐射源安全基本标准》(GB 18871—2002)规定了职业人员和公众的剂量限值，以及非密封型放射性核素工作场所表面污染控制水平。为便于实施，有的专项标准根据基本标准年剂量限值的要求，进一步规定了放射工作场所剂量率的限值。

1. 对放射工作人员的剂量限值

放射工作人员是指在放射工作单位从事放射职业活动中受到电离辐射照射的人员。基本标准对放射工作人员的剂量限值规定了普遍适用情况、徒工和学生、特殊情况三种。

（1）对任何工作人员。

《电离辐射防护与辐射源安全基本标准》（GB 18871—2002）规定，应对任何工作人员的职业照射水平进行控制，使之不超过下述限值：① 由审管部门决定的连续 5 年的年平均有效剂量（但不可作任何追溯性平均），20 mSv；② 任何一年中的有效剂量，50 mSv；③ 眼晶体的年当量剂量，150 mSv；④ 四肢（手和足）或皮肤的年当量剂量，500 mSv。

（2）对徒工和学生。

对于年龄为 16～18 岁接受涉及辐射照射就业培训的徒工和年龄为 16～18 岁在学习过程中需要使用放射源的学生，应控制其职业照射使之不超过下述限值：① 年有效剂量，6 mSv；② 眼晶体的年当量剂量，50 mSv；③ 四肢（手和足）或皮肤的年当量剂量，150 mSv。

（3）特殊情况。

在特殊情况下，可依《电离辐射防护与辐射源安全基本标准》(GB 18871—2002)第 6 章 6.2.2 所规定的要求对剂量限值进行如下临时变更：① 依照审管部门的规定,可将剂量平均期限破例延长到 10 个连续年;并且,在此期间内,任何工作人员所接受的年平均有效剂量不应超过 20 mSv,任何单一年份不应超过 50 mSv;此外,当任何一个工作人员自此延长平均期开始以来所接受的剂量累计达到 100 mSv 时,应对这种情况进行审查。② 剂量限制的临时变更应遵循审管部门的规定,但任何一年内不得超过 50 mSv,临时变更的期限不得超过 5 年。

2. 对公众的剂量限值

对于公众中的关键人群组,国家标准也规定了剂量限值。需指出的是,医疗照射和环境本底照射所致剂量不包含在公众剂量限值之内。

(1) 公众剂量限值。

实践使公众中有关关键人群组的成员所受到的平均剂量估计值不应超过下述限值：① 年有效剂量,1 mSv;② 特殊情况下,如果 5 个连续年的年平均剂量不超过 1 mSv,则某一单一年份的有效剂量可提高到 5 mSv;③ 眼晶体的年当量剂量,15 mSv;④ 四肢(手和足)或皮肤的年当量剂量,50 mSv。

(2) 慰问者及探视人员的剂量限制。

上述(1)所规定的公众剂量限值不适用于患

者的慰问者（如并非是他们的职责、明知会受到照射却自愿帮助护理、支持和探视、慰问正在接受医学诊断或治疗的患者的人员）。但是，应对患者的慰问者所受的照射加以约束，使他们在患者诊断或治疗期间所受的剂量不超过 5 mSv。应将探视摄入放射性物质患者的儿童所受的剂量限制于 1 mSv 以下。

参考文献

[1] GB 18871—2002，电离辐射防护与辐射源安全基本标准[S].北京：中国标准出版社，2002.

[2] UNSCEAR. 电离辐射源与效应[R].中国核学会辐射防护学会，译.山西：科学技术出版社，2002.

[3] 国际放射防护委员会 2007 年建议书[M].北京：原子能出版社，2008.

[4] 李连波，王金鹏.放射卫生防护[M].山东：黄河出版社，1998.

三、放射卫生防护

从放射防护角度来说，照射情况分为以下三种情况：计划照射、应急照射和既存照射。计划照射情况是指计划引入或操作辐射源的情况（这类照射情况包括以前分类为实践的情况）。应急照射情况是指在计划照射情况的运行过程中可能发生,或由愚意行为引起的,并需要采取应急措施的意外情况。既存照射情况是指在决定必须采取控制措施时照射已经存在的情况,如天然本底辐射引起的照射。电离辐射主要通过外照射、内照射和表面污染等途径对人体健康造成影响。外照射即辐射源位于人体之外,通过发射的 X 射线、γ射线、中子等射线作用于人体。内照射即放射性物质通过呼吸道、消化道、皮肤吸收、伤口等途径进入到人体之内,对蓄积器官、靶器官及其周围组织造成损伤。表面污染是放射性核素沾染到皮肤的情况。

(一) 外照射及其防护

外照射防护的基本原则:尽量减少或避免射线从外部对人体的照射,使之所受照射不超过国家规定的剂量限值。对于外照射的防护,主要有时间防护、距离防护和物质屏蔽三种基本措施。时间防护,即尽可能缩短与辐射源的接触时间。距离防护,即尽量增大受照对象与辐射源之间的距离。物质屏蔽,即在辐射源与受照对象之间设置适当的屏蔽物。除了以上三项措施以外,在满足需要的情况下,尽量选择活度小、能量低、容易防护的辐射源,这也是十分重要的。

1. 时间防护

对于相同条件下的照射,人体接受的剂量与照射的时间成正比。因此减少接受照射的时间,就可以明显减少吸收剂量。缩短照射时间的示例:操作熟练,操作步骤简单易行;避免在电离辐射场所中做不必要的逗留;在某些特殊场合下,如抢修设备和排除故障等,作业人员必须在强辐射场内持续工作一段时间的,此时可采取轮流、替换办法,限制每个人的操作时间使其所受的剂量控制在拟定的限值以下。

2. 距离防护

对于点源,如果不考虑介质的散射和吸收,它在相同方位角的周围空间所产生的直接照射剂量与距离的平方成反比。实际上,只要不是在真空中,介质的散射和吸收总是存在的,因此直接照射剂量随着与源的距离的增加而迅速减少。在非点源和存在散射照射的条件下,近距离的情况比较复杂;对于距离较远的地点,其所受的剂量也随着距离的增加而迅速减少。在实际工作中,可利用或自制一些结合具体情况的操作工具,如钳子、镊子或具有不同功能的长柄器械或机械手,以此来进行远距离操作,使控制室或控制台与放射源之间有足够的距离。

3. 屏蔽防护

射线与物质发生作用,可以被吸收和散射,即物质对射线有屏蔽作用。对于不同的射线,其屏蔽方法是不同的。对于 γ 射线和 X 射线,用原子序数高的物质(如铅)效果较好。对 β 射线则先用低原子序数的材料(如有机玻璃)阻挡 β 射线,再在其后面用高原子序数的物质阻挡激发的 X 射线。对中子的屏蔽可以使用富含氢原子的材料(如水和石蜡)。对 α 射线的屏蔽很容易;在体外,它基本上不会对人体造成危害,但它的内照射危害特别严重。

(二) 内照射及其防护

内照射防护的基本原则是:避免食入、减少吸收、增加排泄、避免在污染区逗留,场所去污染,减少人员体内污染机会。具体措施包括有以下几方面:

1. 围封隔离

对于开放型放射工作场所必须采取严密而有效的围封隔离措施,放射性工作必须限制在指定的区域进行,避免放射性物质向周围环境扩散。

2. 保洁去污

主要包括:① 严格遵守操作规定,防止或减少污染的发生。② 保持工作场所的清洁卫生,对受污染的表面应及时去污。③ 对短半衰期放射性核素污染,封固其表面,做好标记(时间、种类等),让其自然衰变。④ 操作挥发性的放射性核素,应在通风橱内进行。⑤ 房间应合理通风,有条件者安装空气净化装置。

3. 个人防护

内照射个人防护的具体措施包括：① 操作开放型放射性核素的人员,应根据工作性质正确穿戴相应的防护具,如工作服、工作帽、靴鞋、手套和口罩,必要时可穿戴隔绝式或活性炭过滤面具或特殊防护口罩。② 限制暴露于污染环境中的时间。③ 遵守个人卫生规定,不得在开放型放射性工作场所或污染区进食或吸烟等。④ 建立内照射监测系统。⑤ 对放射性工作人员体表及工作场所和周围环境中的空气和水源进行常规监测。⑥ 个人应佩戴剂量仪,工作场所和排风口设置空气剂量仪。⑦ 经常记录个人和场所监测档案。

(三)电离辐射防护常用的量和单位

1. 基本量和单位

(1) 半衰期。

半衰期 t 是放射性原子核数目衰减到原来数目一半所需的时间。用于表述半衰期时间长度的单位通常有：毫秒(ms)、秒(s)、分(min)、时(h)、年(y)。

$$N = \frac{1}{2} N_o = N_o \, e^{-\lambda t} \qquad (1)$$

式中：N_o 为初始时刻放射性原子核的数目；N 为一个半衰期后放射性原子核的数目；λ 为衰变常量，其量纲是时间的倒数。它的大小与放射性核素的种类有关，决定了衰变的快慢。不同的放射性核素，具有不同的衰变常量。其表征的物理意义为单位时间内放射性原子核的衰变概率。

依据式(1)可得到半衰期 t 和衰变常量 λ 间的关系式，即

$$t = \frac{\ln 2}{\lambda} \approx \frac{0.693}{\lambda} \qquad (2)$$

由式(2)可知，t 与 λ 成反比。这是因为 λ 越大，放射性原子核衰减得越快，它衰减一半所需的时间就越短。

(2) 活度。

活度 A 表征某一放射性物质或放射源在单位时间内发生衰变的次数，其单位为居里(Curie，简称 Ci)或贝克勒尔(Becquerel，简称 Bq)。Bq 为国际单位，与 Ci 之间的关系式如下：

$$1 \text{ Ci} = 3.7 \times 10^{10} \text{ Bq}$$

在实际工作中,比活度也是人们关心的一个量,其表示单位质量或单位体积放射性物质的活度。对于放射源或固体放射性物质而言,其单位质量的活度称为比活度,单位为 $Bq \cdot g^{-1}$ 或 $Bq \cdot kg^{-1}$;对于液体或气态的放射性物质而言,其单位体积的活度称为活度浓度,单位为 $Bq \cdot cm^{-3}$ 或 $Bq \cdot m^{-3}$。

在辐射防护实践中,除了放射性物质的活度、比活度等比较重要外,放射性物质衰变所发出的射线种类和强度也同样重要。即对于某一放射性原子核而言,其衰变一次所发出的射线具有一定分支比。放射性原子核衰变类型和衰变所产生的射线种类、能量、分支比可通过查阅相关数据库或从国际原子能机构(International Atomic Energy Agency, IAEA)等网站获得。如从 ENDF/B - Ⅶ.1 数据库中查得,放射性核素^{137}Cs 属于贝塔衰变,半衰期为 30.07 年等信息。从统计意义上而言,^{137}Cs 每发生一次衰变发出 0.851 个能量为 662 keV 的伽马射线,5.8 个能量为32 keV的 X 射线。

(3)注量。

注量是用于描述电离辐射场中某一区域粒子的疏密程度。设辐射场中某一区域包含不同穿行方向的粒子。为了确定该区域某一点 P 附近的粒子疏密程度,以 P 点为圆心画一小圆,其面积为 da。保持 da 的圆心在 P 点不变,而改变 da 的取向,以正面迎接从各方向射来并垂直穿过面积元 da 的粒子数 dN_i。da 在改变取向的过程中,形成一个球,将 dN_i 求和,$dN = \sum_i dN_i$。dN 除以 da 所得的商称为注量,记为 Φ。

$$\Phi = \frac{dN}{da}$$

注量率为单位时间内进入单位截面积球中的粒子数,记为 φ。

$$\varphi = \frac{d\Phi}{dt}$$

注量的国际单位是 m^{-2},注量率的国际单位是 $m^{-2} \cdot s^{-1}$。

(4) 照射量。

照射量是根据光子对空气的电离能力来度量光子辐射场的一个物理量,是最早被应用的一个剂量学量。一束 X 或 γ 射线穿过空气时与空气发生相互作用而产生次级电子,这些次级电子在使空气电离而产生离子对的过程中,最后全部损失了本身的能量。照射量是表示 X 或 γ 射线在空气中产生电离大小的物理量,其定义为 dQ 除以 dm 而得的商,即

$$X = \frac{\mathrm{d}Q}{\mathrm{d}m}$$

式中：$\mathrm{d}Q$ 表示 X 或 γ 射线在质量为 $\mathrm{d}m$ 的一个体积元的空气中，当光子产生的全部电子（正、负电子）均被阻留于空气中时，在空气中所形成的一种符号的离子总电荷的绝对值。

照射量 X 的国际单位（SI）用库仑每千克（$C \cdot kg^{-1}$）表示，常用的其他单位还有伦琴（R）。

$$1\ R = 2.58 \times 10^{-4}\ C \cdot kg^{-1}$$

（5）比释动能。

比释动能是不带电粒子与物质相互作用过程中，在单位质量的物质中产生的带电粒子的初始动能的总和。严格定位为：不带电粒子在无限小体积元内释出的所有带电粒子的初始动能之和的期望值 $\mathrm{d}\bar{\varepsilon}_{tr}$，除以该体积元内物质的质量 $\mathrm{d}m$ 而得的商，即：

$$K = \frac{\mathrm{d}\bar{\varepsilon}_{tr}}{\mathrm{d}m}$$

比释动能 K 的国际单位（SI）用焦耳每千克（$J \cdot kg^{-1}$）表示，法定单位的专门名称为戈瑞，用符号 Gy 表示。

比释动能率 $\dot{K}$ 是单位时间内物质的比释动

能。在 t 至 $t+dt$ 时间内,比释动能为 dK,则称

$$\dot{K} = \frac{dK}{dt}$$

为该物质在 t 时刻的比释动能率。

比释动能率 $\dot{K}$ 的国际单位(SI)用焦耳每千克每小时($J \cdot kg^{-1} \cdot h^{-1}$)表示,法定单位的专门名称为戈瑞每小时,用符号 $Gy \cdot h^{-1}$ 表示。

(6)吸收剂量。

吸收剂量 D 的定义为:电离辐射沉积于某一无限小体积元中物质平均授予能除以该体积元中物质的质量而得的商,即

$$D = \frac{d\bar{\varepsilon}}{dm}$$

式中:$d\bar{\varepsilon}$ 为电离辐射授予质量为 dm 的物质的平均能量,称为平均授予能。

授予能 ε 指电离辐射授予某一体积元的能量中,被该体积元所吸收的那一部分能量,即

$$\varepsilon = R_{in} - R_{out} + \sum Q$$

式中:R_{in} 是进入该体积元的辐射能,指进入该体积元的所有带电和不带电的电离粒子能量(对有静止质量的电离粒子而言,该能量不包括静止能

量,仅指动能)的总和;R_{out} 是逸出该体积元的辐射能,指离开该体积元的所有带电和不带电的电离粒子能量(对有静止质量的电离粒子而言,该能量不包括静止能量,仅指动能)的总和;$\sum Q$ 是在该体积元内发生的任何核和基本粒子的转变中,核和基本粒子静止质量所有变化的总和(体积元内质量因核和基本粒子的转变减少时,能量为增加;体积元内质量因核和基本粒子的转变增加时,能量为减少)。授予能 ε 的国际单位(SI)为焦耳(J)。

吸收剂量 D 的国际单位(SI)用焦耳每千克($J \cdot kg^{-1}$)表示,法定单位的专门名称为戈瑞,用符号 Gy 表示。吸收剂量的另一个常用的非法定单位为拉德,用 rad 表示。Gy 和 rad 之间的关系如下:

$$1 \text{ Gy} = 100 \text{ rad}$$

吸收剂量率 $\dot{D}$ 指单位时间内物质的吸收剂量。在 t 至 $t+dt$ 时间内,吸收剂量为 dD,则称

$$\dot{D} = \frac{dD}{dt}$$

为该物质在 t 时刻的吸收剂量率。

2. 防护量和单位

(1) 器官吸收剂量。

人体某一特定组织或器官 T 内的平均剂量

D_T,由下式给出：

$$D_T = \frac{1}{m_T} \int_{m_T} D \, dm$$

式中：m_T 为组织或器官的质量；D 为质量元 dm 内的吸收剂量。

器官吸收剂量的单位同吸收剂量，为焦耳每千克（$J \cdot kg^{-1}$），称为希沃特（Sv）。

（2）器官当量剂量。

人体某一特定组织或器官受不同类型的辐射，以及受同一类型不同能量的辐射照射时，其辐射危害是不同的。组织或器官的当量剂量 $H_{T,R}$ 通过下式定义：

$$H_{T,R} = D_{T,R} \cdot w_R$$

式中：$D_{T,R}$ 为辐射 R 在组织或器官 T 内产生的平均吸收剂量；w_R 为辐射 R 的辐射权重因数。

当辐射场是由具有不同 w_R 值的不同类型的辐射所组成时，组织或器官的当量剂量为

$$H_{T,R} = \sum_R D_{T,R} \cdot w_R$$

器官当量剂量的单位同吸收剂量，为焦耳每千克（$J \cdot kg^{-1}$），称为希沃特（Sv）。

ICRP103 号出版物中对辐射权重因数 w_R 做

了规定,见下表。

辐射权重因数 w_R

辐射的类型	辐射权重因数 w_R
光子	1
电子及介子	1
质子和带电 π 介子	2
a 粒子、裂变碎片、重离子	20
中子	中子能量的连写函数(参见公式)

中子的辐射权重因数可采用近似公式进行计算。

$$w_R = \begin{cases} 2.5 + 18.2\mathrm{e}^{-\frac{(\ln(E))^2}{6}} & E < 1\,\mathrm{MeV} \\ 5.0 + 17\mathrm{e}^{-\frac{(\ln(2E))^2}{6}} & 1\,\mathrm{MeV} \leqslant E \leqslant 50\,\mathrm{MeV} \\ 2.5 + 3.2\mathrm{e}^{-\frac{(\ln(0.05E))^2}{6}} & E > 50\,\mathrm{MeV} \end{cases}$$

式中：E 为中子能量,MeV。

（3）有效剂量。

有效剂量 E 定义为人体各组织或器官的当量剂量乘以相应的组织权重因数后的和：

$$E = \sum_T w_T \cdot H_T$$

式中：H_T 为组织或器官 T 所受到的当量剂量；

w_T 为组织或器官 T 的组织权重因数。

由器官当量剂量的定义可得

$$E = \sum_T w_T \cdot \sum_R w_R \cdot D_{T,R}$$

有效剂量的单位为焦耳每千克$(J \cdot kg^{-1})$,称为希沃特(Sv)。

ICRP103 号出版物中对组织权重因数 w_T 做了建议,见下表。

组织权重因数 w_T

组织或器官	组织数目	组织权重因数	合计贡献
肺、胃、结肠、骨髓、乳腺、其余组织	≥6	0.12	0.72
性腺	1	0.08	0.08
甲状腺、食道、膀胱、肝	4	0.04	0.16
骨表面、皮肤、脑、唾液腺	4	0.01	0.04

① 性腺的组织权重因数用于对睾丸和卵巢剂量的平均值;

② 对结肠的剂量,取上部大肠和下部大肠剂量的质量加权平均值;

③ 为进行计算用,表中其余组织或器官包括肾上腺、外胸(ET)区、胆囊、心脏、肾、淋巴结、肌

肉、口腔黏膜、胰腺、胸腺、子宫/子宫颈。

3. 监测实用量和单位

在辐射防护中，因器官吸收剂量、器官有效剂量、人体有效剂量等防护量是不能直接测量的，故寻求那些能够直接测量的量（也称为实用量）来评估防护量。常用的监测实用量为周围剂量当量、定向剂量当量等。

（1）周围剂量当量。

周围剂量当量是辐射场分布为扩展齐向场的辐射粒子在 ICRU 球内、逆扩展齐向场的半径上深度 d 处产生的剂量当量，记为 $H*(d)$。对于强贯穿辐射，d 值建议取 10 mm，记为 $H*(10)$；对于弱贯穿辐射，d 值一般取 0.07 mm，记为 $H*(0.07)$。周围剂量当量的单位为焦耳每千克（J·kg^{-1}），称为希沃特（Sv）。

通常情况下，周围剂量当量 $H*(10)$ 用于描述各种类型的辐射照射在环境或场所中所产生的辐射剂量，属于环境和场所监测中使用的实用量。（周围剂量示意图见右页。）

（2）定向剂量当量。

定向剂量当量是辐射场分布为扩展齐向场的辐射粒子在 ICRU 球内、指定方向 Ω 的半径深度 d 处产生的剂量当量。对于强贯穿辐射 d 值一般取 10 mm，记为 $H'(10, \Omega)$；对于弱贯穿辐射 d

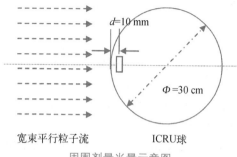

d=10 mm

Φ=30 cm

宽束平行粒子流　　　　ICRU球

周围剂量当量示意图

值一般取 0.07 mm,记为 $H'(0.07,\Omega)$。定向剂量当量的单位为焦耳每千克(J·kg^{-1}),称为希沃特(Sv)。

(3) 个人剂量当量。

个人剂量当量 $H_p(d)$ 指人体某一指定点下面某一深度 d 处的软组织内的剂量当量。$H_p(d)$ 的单位为焦耳每千克(J·kg^{-1}),称为希沃特(Sv)。

对于强贯穿辐射 d 值一般取 10 mm,记为 $H_p(10)$;对于弱贯穿辐射 d 值一般取 0.07 mm,记为 $H_p(0.07)$。$H_p(10)$值可作为躯干所受有效剂量的近似值,$H_p(0.07)$值可作为剂量计附近皮肤所受当量剂量的近似值。$H_p(3)$用得不多,其 d 值取 3 mm。$H_p(3)$值可作为眼睛体所受当量剂量的近似值。在个人剂量当量的实际测量中,

一般同时测量 $H_p(0.07)$、$H_p(10)$。

参考文献

[1] GB 18871—2002,电离辐射防护与辐射源安全基本标准[S].北京:中国标准出版社,2002.

[2] 杨朝文.电离辐射防护与安全基础[M].北京:原子能出版社,2009.

[3] 李星洪.辐射防护基础[M].北京:原子能出版社,1982.

[4] 田志恒,潘自强.辐射计量学[M].北京:原子能出版社1992.

课程三　放射卫生监督概述

一、放射卫生监督概述

放射卫生监督是指国家卫生计生行政部门，依据放射卫生相关法律、法规、规章、标准和规范等规定，对放射工作单位实施监督，检查和督促其履行法定义务，并对违法行为依法给予处罚的具体行政行为。

(一) 放射卫生监督目的和依据

1. 监督目的

放射卫生监督管理是为保证国家放射卫生法律、法规贯彻实施而进行的监督活动，国家通过放射卫生立法，建立监管机构和技术支撑机构，制定放射卫生管理制度，对放射有关的活动进行监督检查、评价和处理。

放射卫生监督是国家卫生监督的一部分，本质上是属于卫生计生行政执法范畴。放射卫生监督目的是预防、控制和消除放射性危害,尽可能降低或避免放射工作人员、患者及公众的受照剂量,防止或减少放射损伤现象的发生,保障放射工作人员、患者及公众的身体健康与生命安全,促进核能和射线技术的合理应用及可持续发展。

2. 监督依据

放射卫生监督执行的依据是《中华人民共和国职业病防治法》(以下简称《职业病防治法》)、《放射性同位素与射线装置安全和防护条例》等法律法规及其配套规章、标准和规范。放射卫生法律、法规的特点一是具有规范性:放射卫生法规作为一种特殊的社会规范,主要是规范放射工作单位、放射工作人员和相关机构及其人员的行为。包括单位和人员应当有什么行为,单位和人员不得有什么行为,单位和人员违反法律、法规应当受到何种处罚。二是具有强制性:依靠行政强制力保证法律、法规的实施。不管相对人的主观愿望如何,有何种理由,都必须遵守法律、法规的规定,不得违反,否则将受到行政强有力的干预,违法者将受到处罚。三是适用普遍性和技术特殊性:所谓适用普遍性是指法律、法规作为行为规范,在规定的适用范围和期间内具有普遍适用的效力和特性,不是针对某一地区、某一单位或个人。所谓技术特殊性是指电离辐射作为一种特殊的危害方式,在管理上应采取较为严格、严密和科学的管理方式。四是公平性和公正性:在监督过程中,必须以法律为准绳,以事实为依据,用法律衡量是非对错,做到公平和公正。

(二) 放射卫生监督内容

放射卫生监督的内容随着放射卫生法律、法规的完善和职能的调整也在不断发生变化,1989 年 10 月 24 日国务院发布了《放射性同位素与射线装置放射防护条例》(国务院 44 号令),卫生行政部门依法管理生产、使用、销售放射性同位素与射线装置的单位与个人。但是随着时间的推移,在中央编办发〔2003〕17 号《关于放射源安全监管部门职责分工的通知》后,卫生行政部门的监管职能进行了调整。卫生行政部门的监管职责为:负责放射源的职业病危害评价管理工作;负责放射源诊疗技术和医用辐射机构的准入管理;参与放射源的放射性污染事故应急工作;负责放射源的放射性事故的医疗应急。2005 年 8 月 31日,国务院发布了《放射性同位素与射线装置安全和防护条例》(国务院 449 号令),行业主管部门调整为环保部门,而在中央编办《关于职业卫生监管部门职责分工的通知》(中央编办发〔2010〕104号)中,对于放射卫生监督的职责又进行了调整。

卫生部门职责是个人剂量监测、放射防护器材和含放射性产品检测等技术服务机构的资质认定和监督管理；审批承担职业健康检查、职业病诊断的医疗卫生机构并进行监督管理；规范职业病的检查和救治；会同相关部门加强职业病防治机构建设；负责医疗机构放射性危害控制的监督管理。《全国人民代表大会常务委员会关于修改〈职业病防治法〉的决定》已由中华人民共和国第十届全国人民代表大会常务委员会第二十四次会议通过于2011年12月31日通过，新修改的职业病防治法增加了部分新的内容，执法主体发生了变化，但修改后的《职业病防治法》第八十九条提出："对医疗机构放射性职业病危害控制的监督管理，由卫生行政部门依照本法的规定实施。"可见职业病防治法仍然是我们做好卫生监督的最有效法律依据。卫生部依据新修改的《职业病防治法》，于2012年4月发布了《放射卫生技术服务机构管理办法》《放射诊疗建设项目卫生审查管理规定》和《放射卫生专家库管理办法》。这三个文件的发布规范了放射卫生技术服务行为，加强对放射卫生技术服务机构的管理和放射诊疗建设项目卫生审查管理工作，目前放射卫生监督内容如下。

1. 医疗机构放射诊疗许可

根据《放射性同位素与射线装置安全和防护

条例》第三条第一款规定：国务院公安、卫生等部门按照职责分工和本条例的规定，对有关放射性同位素、射线装置的安全和防护工作实施监督管理。第八条第二款规定：使用放射性同位素和射线装置的医疗卫生机构，还应当获得放射源诊疗技术和医用辐射机构许可。放射诊疗技术与医用辐射机构的准入，实质上就是放射诊疗的许可，应当包含对医疗机构开展放射诊疗工作具备的安全防护和质量控制条件的审查认可。

2006年，卫生部依据《职业病防治法》《放射性同位素与射线装置安全和防护条例》和《医疗机构管理条例》制订了《放射诊疗管理规定》，对放射诊疗许可做出了具体要求。《放射诊疗管理规定》第四条规定：医疗机构开展放射诊疗工作，应当具备与其开展的放射诊疗工作相适应的条件，经所在地县级以上地方卫生行政部门的放射诊疗技术和医用辐射机构许可。医疗机构放射诊疗许可简称放射诊疗许可。医疗机构取得放射诊疗许可证后，到核发医疗机构执业许可证的卫生行政执业登记部门办理相应诊疗科目登记手续。未取得放射诊疗许可证或未进行诊疗科目登记的，不得开展放射诊疗工作。

2. 医疗机构的放射性危害控制的监督管理

医疗机构的放射性危害控制的监督管理包括

放射卫生预防性卫生监督和经常性卫生监督内容。预防性卫生监督是指卫生行政部门依据相关发法律、法规,对可能产生职业病危害的新建、改建、扩建项目和技术改造、技术引进项目卫生审查各阶段进行卫生监督管理的执法活动;经常性卫生监督是指卫生行政部门根据国家法规、标准要求,对放射工作单位实施定期、不定期的放射卫生监督管理。

医疗机构的放射性危害主要是来自放射诊疗工作,为了有效控制放射性危害,做好职业病危害前期预防工作,对放射卫生防护设施进行职业病危害放射防护预评价,通过预评价来判定采取有效防护措施的可行性,确保拟采取放射防护设施能有效控制职业危害。工程竣工验收前要进行职业病危害放射防护控制效果评价,通过监测评价是否符合有关法律、法规和标准的要求,防护设施是否能有效控制职业病危害,是否具备验收条件。要通过预防性卫生监督工作来督促放射诊疗单位严格执行国家法律、法规、标准和规范,有效控制职业危害,确保放射工作人员和广大公众的健康与安全。医疗机构的放射卫生监督主要包括放射防护设施、放射诊疗设备和放射工作人员的职业健康监护的监督管理,监督工作要紧紧围绕以上三方面开展工作。放射诊疗过程中放射性危害控制是非常重要的,放射诊疗设备的放射防护性能、工作质量和工作场所辐射水平随着时间推移都有可能发生变化,这些变化将直接影响到放射工作人员、患者和公众的健康与安全。全民法律认知程度和文化素质的全面显著提高,以及自我保护意识的增强,也要求开展放射诊疗的单位提高管理水平,保证放射诊疗工作质量,通过经常性卫生监督工作能及时发现问题,及时采取相应措施,控制放射性职业危害。

《职业病防治法》执法主体为安全生产监督管理局,但在第八十九条规定:对医疗机构放射性职业病危害控制的监督管理,由卫生行政部门依照本法的规定实施。所以对个人剂量监测、职业健康检查、卫生防护知识培训、健康监护档案、职业病诊断仍然可按照职业病防治法进行监督管理。卫生部 2007 年专门发布了《放射工作人员职业健康管理办法》,提出了具体的要求,并赋予卫生行政部门对这些放射诊疗单位进行监督管理的职责,从而来规范放射工作单位、放射工作人员、个人剂量监测、职业健康检查、卫生防护知识培训、健康监护档案、职业病诊断与鉴定和健康保健等健康管理中的各项工作。

在医疗机构的医疗救治过程中放射诊疗设备发挥巨大的作用,但放射诊疗设备的质量将直接影响诊断和治疗的质量,所以放射诊疗设备的定期检测和日常质量控制检测尤为重要。《放射诊疗管理规定》第二十条规定:医疗机构的放射诊疗设备和检测仪表,应当符合下列要求:① 新安装、维修或更换重要部件后的设备,应当经省级以上卫生行政部门资质认证的检测机构对其进行检测,合格后方可启用;② 定期进行稳定性检测、校正和维护保养,由省级以上卫生行政部门资质认证的检测机构每年至少进行一次状态检测;③ 按照国家有关规定检验或者校准用于放射防护和质量控制的检测仪表;④ 放射诊疗设备及其相关设备的技术指标和安全、防护性能,应当符合有关标准与要求。不合格或国家有关部门规定淘汰的放射诊疗设备不得购置、使用、转让和出租。国家以法规的形式要求医疗机构要做好诊疗设备的日常维护和诊疗设备稳定性检测工作等一系列的质量保证工作,从而确保放射诊疗的质量。

通过对医疗机构进行放射卫生监督管理,来判定医疗机构执行法律、法规、规章、标准和规范等情况;放射防护管理制度和质量保证方案等制度的落实情况;职业健康监护制度和防护措施的落实情况。

3. 放射卫生技术服务机构的监督管理

放射卫生技术服务机构出具的各种技术报告

是卫生行政部门行政许可和卫生监督的重要依据。放射卫生技术服务机构是在《职业病防治法》发布后,由卫生行政部门批准从事职业病危害放射防护检测评价、个人剂量监测、放射工作人员职业健康检查和诊断,放射防护器材检测、放射诊疗设备质量控制检测等机构。2016年修改的《职业病防治法》删除了第十九条"职业病危害预评价、职业病危害控制效果评价由依法设立的取得国务院安全生产监督管理部门或者设区的市级以上地方人民政府安全生产监督管理部门按照职责分工给予资质认可的职业卫生技术服务机构进行",但是保留了第二十六条(原第二十七条)"职业病危害因素检测、评价由依法设立的取得国务院安全生产监督管理部门或者设区的市级以上地方人民政府安全生产监督管理部门按照职责分工给予资质认可的职业卫生技术服务机构进行"。考虑到医疗机构仍需开展放射卫生技术服务工作,卫监督发〔2012〕25号文件中规定:"放射卫生技术服务构是指为医疗机构提供放射诊疗建设项目职业病危害放射防护评价、放射卫生防护检测,提供放射防护器材和含放射性产品检测、个人剂量监测等技术服务的机构"。放射卫生技术服务机构仍然由卫生行政部门进行审批,对于放射卫生技术服务机构同样也可按照《职业病防治法》和国家有关法规进行监督管理。放射卫生技术服务机构服务的能力、出具报告的准确和可靠性将直接关系到放射工作人员和广大公众的切身利益，所以要加强放射卫生技术服务机构的监督管理，要求放射卫生技术服务机构在技术服务工作中，做到依法开展各项放射卫生技术服务工作。

(三) 放射卫生监督检查方法

卫生监督检查是指卫生行政部门依据法定的卫生监督职权，为了保障卫生法律、法规、规章以及所作出的卫生行政处理或处罚决定得到遵守和执行，依法对公民、法人或者其他的组织守法和履行法定义务的情况实施的检查、了解和监督的行政行为。对医疗机构放射卫生现场的监督检查是了解医疗机构落实《职业病防治法》《放射诊疗管理规定》等法律、法规和标准的重要工作内容之一。通过检查第一时间真实掌握被检查单位的放射卫生实际工作情况，及时了解相对人遵守卫生法律、法规、标准和规范的情况，可以预防和及时纠正相对人的违法行为，促使相对人守法，使被违法行为所破坏的社会卫生秩序得以恢复，保障人民群众的健康不受损害，从而保证卫生法律规范的有效实施。

1. 听取汇报

听取被监督单位开展放射诊疗工作情况的汇

报;询问有关人员或进行座谈,了解医疗机构放射防护管理组织和管理人员开展放射诊疗防护管理工作的情况,以及存在的主要问题及对策。

2. 查阅书面资料

开展监督检查时,应要求被检查单位提交各类书面材料,包括各类证件,如医疗机构执业许可证和放射诊疗许可证正副本;放射诊疗建设项目管理资料,如开展建设项目评价、卫生审查和竣工验收等资料;放射防护管理组织工作情况,如放射防护管理组织成立文件、会议纪要和内部检查记录;制度管理情况,如放射防护管理制度制修订情况、与所开展的放射诊疗工作相适应的放射诊疗质量保证方案制修订情况;放射工作人员健康监护情况,如放射工作人员个人剂量监测报告、放射工作人员职业健康检查报告、放射工作人员培训记录;放射诊疗设备管理情况,如设备维护维修记录、质量状态检测报告;放射工作场所管理情况,如工作场所安全检查记录、辐射水平检测报告;应急管理情况,如应急预案及应急演练材料。

3. 现场查验

重点检查医疗机构执行国家法律法规和标准,落实放射防护管理制度的具体情况。现场查验一方面要检查在查阅书面资料无法查实的具体情况,如放射防护设施的情况(工作状态指示灯、电离辐射警示标志和个人防护用品配备情况);放射诊疗工作场所各种安全联锁的设置及运行情况(现场检验);查看放射工作人员操作放射诊疗设备的工作情况;查看开展放射诊疗活动时,为受检者和陪护人员使用个人防护用品情况等。另一方面要核实书面资料情况,将书面资料与现场进行比对,如放射诊疗许可证副本上登记的放射诊疗设备,与现场实际使用的放射诊疗设备是否一致。

4. 现场访谈

对放射诊疗工作人员进行现场访谈,了解其放射诊疗工作开展情况。例如,对放射科、放疗科、核医学科科室负责人员进行访谈,了解其对本部门放射诊疗安全和质量管理工作的流程是否熟悉,对各岗位工作要求是否清楚;对相关专业技术人员进行访谈,了解物理人员、操作设备的技术人员是否清楚本工作岗位的具体细节性要求。

5. 现场快速检测

为了解医疗机构放射诊疗工作场所的防护状况,放射卫生监督检查中可以使用快速检测仪器开展现场快速检测。现场快速检测应当针对放射诊疗机构在开展放射诊疗工作中容易发生问题的重点对象、重点环节开展。例如,在 X 射线影像诊断工作场所,机房防护门相对于其他屏蔽设施更容易发生损坏,可以对防护门门缝开展周围剂量当量率的现场巡测；如果机房设有窗户，可以对窗户的屏蔽效果进行检测。在核医学工作场所，重点检测实验室的表面污染水平，是否在国家标准允许的控制水平；对 PET/CT 工作场所，则应重点关注高能 γ 射线对周围环境造成的影响。对于放射治疗工作场所，在开展 γ 远距离治疗的工作场所，不仅要检测工作状态下，γ 射线对周围环境造成的影响；更要检测源储存状态下，机头泄露辐射的状况；对于 γ 后装治疗的工作场所，重点关注机头泄露辐射的状况；对于加速器治疗工作场所，除了加速器运行时，检测周围环境的辐射水平外，还要开展机房内感生放射性的检测；必要时，还应对 10MeV 以上的加速器开展中子辐射水平的现场快速检测。

（四）放射卫生监督结果的处理

依法行政是现代化法治国家进行行政管理的基本原则，也是各国行政法的核心内容。在我国，行政执法是国家机关依法进行行政管理的保证，是建设社会主义法治国家的基本要求，也是保证社会安定、经济平稳发展，提高工作效率的有效措施。放射卫生法律、法规、标准是监督部门进行放射卫生监督检查结果的处理依据，要以相应法律、法规和标准去衡量被监督单位的工作情况，确定他们的行为、管理符合法规、标准的要求。对其违法行为,要本着公正、公平、公开,监督与服务相结合的原则进行行政处罚。

二、放射卫生法律法规

放射卫生法律法规是放射卫生监督的法律依据,即放射卫生监督过程必须遵照执行的法律、法规、规章、规范性文件和政策的总称。

(一) 放射卫生法律法规的历史沿革

我国的放射卫生防护立法和监督管理,是在我国射线和原子能技术广泛应用中逐步建立起来的。随着放射性同位素与射线装置应用范围的不断扩大,我国的放射卫生法律法规在组织、管理、体制上也逐步实现从无到有,向放射法律法规体系过渡。其发展过程可以分为以下三个阶段。

1. 创建阶段(1960—1989)

早在 20 世纪 50 年代,我国的各级医疗机构除了 X 射线影像诊断有一定的应用规模外,放射治疗和放射性同位素的应用还十分有限。1956 年国家将原子能科学技术、放射性同位素和射线技术的医用研究列入十二个科技发展规划,并列为重点任务之一。1958 年,我国第一座研究性重水反应堆在北京建成,回旋加速器也开始运转。我国利用原子能事业也迈向发展阶段。为了保护放射工作从业人员健康,1960 年,国务院批准颁布《放射性工作卫生防护暂行规定》(以下简称《暂行规定》),这也是我国第一部放射卫生防护法规。《暂行规定》颁布后,卫生部和国家科委根据《暂行规定》相继制定发布与之相配套的若干技术性文件和单项法规。1964 年卫生部和国家科委根据《暂行规定》制定了《放射性同位素工作卫生防护管理办法》,在全国范围内试行。十年动乱期间,我国的立法基本处于停滞状态。1974 年国家计委等四部委在不符合立法及废止程序的情况下以标代法,颁发了《放射防护规定》(GBJ - 74),借以取代《暂行规定》。为了纠正标法混淆的局面,1979 年由卫生部、公安部、国家科委修改,并重新发布了 1964 年制定的《放射性同位素工作卫生防护管理办法》。该办法健全了许可登记制度,为我国放射卫生防护法制管理奠定了基础。

2. 发展阶段(1989—2001)

1989 年,国务院发布《放射性同位素与射线装置放射防护条例》(国务院第 44 号令,以下简称《防护条例》),标志着放射防护管理发展到法制管理的轨道。《防护条例》是开展放射卫生监督管理的基本法规,使我国依法进行放射卫生监督管理迈上新台阶。1989 年到 1999 年期间,国务院卫生行政部门根据《防护条例》赋予的职责,先后出台放射卫生部门规章或规范性文件 24 个、放射卫生防护标准 65 项、放射病诊断标准 25 项。至此,我国的放射卫生防护法律法规体系已基本形成。1999 年,随着我国社会主义市场经济的建立,计划经济时代制定的部分规章内容,已不适应当时的卫生体制改革和行政执法的要求。遵照国务院推进依法行政的文件精神,结合我国加入 WTO 的需求,卫生部有计划地对当时实行的一些放射卫生管理规章进行了清理和修订,并相继重新发布了《放射工作卫生防护管理办法》《放射防护器材与含放射性产品卫生管理办法》等规章,并会同公安部修订了《放射事故管理规定》。这些新规章的颁布和实施,对进一步推进放射卫生工作起到了积极作用。

3. 完善阶段(2001 至今)

2001 年发布的《中华人民共和国职业病防治法》(以下简称《职业病防治法》)是一部保护劳动者职业健康和权益的重要法律,也是放射卫生监督的主要法律依据。为了贯彻实施《职业病防治法》,2002 年和 2003 年,卫生部相继制定发布十余部与之配套的法规、规章。2003 年中央机构编委办公室发布《关于放射源安全监管部门职责分工的通知》(中编办发〔2003〕17号),重新划定卫生、环保、公安部门对放射源的监督管理职责。鉴于部门职责调整,国务院2005年2月1日起开始实施新修改的《放射性同位素与射线装置安全和防护条例》(国务院449号令)。随着放射诊疗的应用规模增大、新技术不断涌现,卫生部为适应对快速发展的放射诊疗机构监管管理工作需要,2006年发布了《放射诊疗管理规定》。同年,又发布了与其相配套的《放射诊疗许可证发放管理程序》。2007年,为了有效贯彻《职业病防治法》的实施,适应中编办对职业卫生监督管理部门、放射保障安全监管部门职能重新界定和相关标准的要求,充分保障放射工作人员的职业健康与安全,结合放射工作人员职业健康管理工作中存在的问题,卫生部对《放射工作人员健康管理规定》进行了修订,于2007年发布了《放射工作人员职业健康管理办法》(卫生部第55号令)。《职业病防治法》发布以来,职业卫生的管理职能发生了变化,2011年、2016年和2017年三次对《职业病防治法》进行了修订。

(二)我国现行放射卫生法律法规体系

我国现行的放射卫生法律法规已形成以《职业病防治法》《放射性污染防治法》及《突发事件应

对法》为依据、各相关配套规定为具体实施细则的较为系统的框架。

1. 放射卫生法律

《职业病防治法》的立法目的是从防治职业病的角度出发，预防、控制和消除职业病危害，保护劳动者健康及其相关权益。《放射性污染防治法》的立法目的是防治放射性污染，保护环境，保障人体健康，促进核能、核技术的开发与和平利用。《突发事件应对法》的立法目的是预防和减少突发事件的发生，控制、减轻和消除突发事件引起的严重社会危害，规范突发事件应对活动，保护人民生命财产安全，维护国家安全、公共安全、环境安全和社会秩序。上述三项法律从不同角度调整着放射卫生法律关系。

2. 放射卫生法规

从法规层面，2005年施行的《放射性同位素和射线装置安全和防护条例》（以下简称《条例》）是调整放射卫生法律关系的最重要法规。《条例》设定了放射工作的许可制度，对生产、销售、使用放射性同位素和射线装置，以及转让、进出口放射性同位素等行为的安全和防护提出了具体要求，对环境保护、卫生、公安部门的监督管理职责作出了规定。《核电厂核电事故应急管理条例》明确了核电厂核事故应急管理工作的要求，从应急机构及其职责、应急响应及应急对策和应急防护措施等方面做出了具体规定。《医疗机构管理条例》对医疗机构的疾病诊断、治疗活动提出了要求，规范了医用辐射机构的放射诊疗活动，也是放射卫生法律法规的重要内容。

3. 部门规章和规范性文件

放射卫生相关的部门规章和规范性文件主要来自卫生计生和环境保护行政部门。卫生部门制定的部门规章包括《放射诊疗管理规定》（卫生部令第 46 号）、《放射工作人员职业健康管理办法》（卫生部令第 55 号）、《职业病诊断与鉴定管理办法》（卫生部令第 91 号）、《职业健康检查管理办法》（卫生部令第 5 号）、《大型医用设备配置与使用管理办法》等。规范性文件主要包括《放射源和辐射技术应用应急准备与响应》《放射卫生技术服务机构管理办法》《放射诊疗建设项目审查管理规定》《放射诊疗许可证发放管理程序》《卫生部核事故和辐射事故应急预案》《新型大型医用设备配置管理规定》《放射性粒子植入治疗技术管理规范(2017 年版)》《质子和重离子加速器放射治疗技术管理规范(2017 年版)》《口腔颌面部恶性肿瘤放射性粒子植入治疗技术管理规范(试行)》等。

环境保护部门制订的部门规章包括《放射性同位素与射线装置安全许可管理办法》（国家环境

保护总局令第 31 号)、《放射性固体废物贮存和处置许可管理办法》(环境保护部令第 25 号)、《核与辐射安全监督检查人员证件管理办法》(环境保护部令第 24 号)、《放射性物品运输安全许可管理办法》(环境保护部令第 11 号)、《进口民用核安全设备监督管理规定(HAF604)》(国家环境保护总局令第 46 号)、《民用核安全设备焊工焊接操作工资格管理规定(HAF603)》(国家环境保护总局令第 45 号)、《民用核安全设备设计制造安装和无损检验监督管理规定(HAF601)》(国家环境保护总局令第 43 号)等。规范性文件包括《城市放射性废物管理办法》(国家环境保护总局文件[87]环放字第 239 号)、《关于核辐射与电磁辐射国家环境保护标准制修订项目管理工作的通知》(环科函〔2008〕10 号)、《放射源分类办法》(公告 2006 年第 62 号)、《射线装置分类办法》(公告 2006 年第 26 号)、《放射源编码规则》(环发 2004 第 118 号)、《关于建立放射性同位素和射线装置辐射事故分级处理和报告的制度》(环发 2006 第 145 号)、《关于印发环境保护部核技术利用辐射安全和防护监督检查大纲(试行)的通知》、《关于加强放射性药品辐射安全的管理通知》(环办 2009 第 56 号)、《关于加强放射性同位素和射线装置安全和防护工作的通知》(环发 2008 第 13 号)、《注册核安全工程师执业资格注册管理暂行办法》(环发〔2004〕141 号)、《注册核安全工程师继续教育暂行规定》(环发〔2005〕19 号)、《关于发布放射性物品分类和目录(试行)的公告》(公告 2010 年第 31号)、《关于明确〈放射性同位素与射线装置安全许可管理办法〉有关问题的通知》(环函 2006 第 224号)、《关于印发〈关于 γ 射线探伤装置的辐射安全要求〉的通知》(环发 2007 第 8 号)、《关于印发〈核技术应用项目环境影响登记表〉的通知》(环办2007 第 13 号)、《关于印发〈辐照装置卡源故障专项整治技术要求(试行)〉等两个文件的通知》(环办函 2010 第 662 号)等。

(三) 放射卫生法律规定

1. 放射诊疗建设项目管理

建设项目是指新建、扩建、改建项目和技术改造、技术引进项目。国家对可能产生放射性危害的建设项目实施特殊管理。

(1) 建设项目职业病危害评价。根据《职业病防治法》的规定,可能产生职业病危害的建设项目应贯彻落实国家"预防为主、防治结合"的职业病防治工作方针,从源头预防、控制和消除建设项目可能产生的职业病危害。医疗机构放射诊疗建设项目是指以放射性职业病危害为主的放射诊疗建设项目。建设单位在可行性论证阶段应当向卫生计生行政部门提交职业病危害放射防护预评价报告,对建设项目可能产生的放射性职业病危害因素及其对工作场所和劳动者健康的影响作出评价,确定危害类别和防护措施。职业病危害放射防护预评价报告未经卫生计生行政部门审核同意的,不得进行项目建设。建设项目的放射防护设施所需费用应当纳入建设项目工程预算,并与主体工程同时设计,同时施工,同时投入生产和使用。放射诊疗建设项目在竣工验收前,建设单位应当进行职业病危害控制效果放射防护评价。建设项目竣工验收时,其放射防护设施经卫生计生行政部门验收合格后,方可投入使用。职业病危害放射防护预评价、职业病危害控制效果放射防护评价由依法设立的取得卫生计生行政部门资质认可的放射卫生技术服务机构进行。

(2)辐射危害环境影响评价。根据《中华人民共和国环境影响评价法》《建设项目环境保护管理条例》的规定,产生辐射危害的建设项目应开展辐射环境影响评价。环境影响评价是指对规划和建设项目实施后可能造成的环境影响进行分析、预测和评估,提出预防或者减轻不良环境影响的对策、措施和跟踪监测的方法与制度。环境影响评价文件中的环境影响报告书或者环境影响报告表,应当由具有相应环境影响评价资质的机构编制。须根据放射性同位素与射线装置的安全和防护要求及其对环境的影响程度,对环境影响评价文件实行分类管理。生产放射性同位素的(制备PET用放射性药物的除外),使用Ⅰ类放射源的(医疗使用的除外),销售(含建造)、使用Ⅰ类射线装置的,应当组织编制环境影响报告书。制备PET用放射性药物的,销售Ⅰ类、Ⅱ类、Ⅲ类、Ⅳ类放射源的,医疗使用Ⅰ类放射源的,使用Ⅱ类、Ⅲ类、Ⅳ类放射源的,生产、销售、使用Ⅱ类射线装置的,应当组织编制环境影响报告表。销售、使用Ⅴ类放射源的,生产、销售、使用Ⅲ类射线装置的,应当填报环境影响登记表。

2. 放射工作许可

放射工作是指生产、销售、使用放射性同位素和射线装置的行为。国家对放射工作实施许可管理。

(1) 辐射安全许可。《条例》第八条规定:生产、销售、使用放射性同位素和射线装置的单位,应当事先向有审批权的环境保护主管部门提出许可申请。《条例》第七条明确申请许可的放射工作单位必须具备以下条件:有与所从事的生产、销售、使用活动规模相适应的,具备相应专业知识和防护知识及健康条件的专业技术人员;有符合国家环境保护标准、职业卫生标准和安全防护要求的场所、设施和设备;有专门的安全和防护管理机构或者专职、兼职安全和防护管理人员,并配备必要的防护用品和监测仪器;有健全的安全和防护管理规章制度、辐射事故应急措施;产生放射性废气、废液、固体废物的,具有确保放射性废气、废液、固体废物达标排放的处理能力或者可行的处理方案。放射工作单位在改变所从事活动的种类或者范围,新建或者改建、扩建生产、销售、使用设施或者场所时,应重新申请许可。

(2)放射性同位素转让审查和备案。放射工作单位需要转让放射性同位素的,由转入单位向其所在地环境保护主管部门提出申请,经审查同意后方可转让。转让放射性同位素的单位必须符合以下条件:转出、转入单位持有与所从事活动相符的许可证;转入单位具有放射性同位素使用期满后的处理方案;转让双方已经签订书面转让协议。

放射性同位素的转出、转入单位应当在转让活动完成之日起20日内,分别向其所在地环境保护部门备案。

(3)放射诊疗许可。《条例》第八条规定:使用放射性同位素和射线装置进行放射诊疗的医疗卫生机构,还应当获得放射源诊疗技术和医用辐射机构许可。

《放射诊疗管理规定》对于医疗机构放射诊疗许可申请、诊疗科目登记、校验及变更的要求作出了具体规定。医疗机构在开展放射诊疗工作前，应当向相应的卫生计生行政部门提出放射诊疗许可申请；取得放射诊疗许可证后，到核发医疗机构执业许可证的卫生计生行政部门办理相应诊疗科目登记手续；未取得放射诊疗许可证或未进行诊疗科目登记的，不得开展放射诊疗工作。取得放射诊疗许可证的医疗机构应与医疗机构执业许可证同时申请校验。医疗机构变更放射诊疗项目的，应当向放射诊疗许可批准机关提出许可变更申请，并提交变更许可项目名称、放射防护评价报告等资料；同时向卫生计生行政执业登记部门提出诊疗科目变更申请，提交变更登记项目及变更理由等资料。

3. 放射工人员职业健康管理

放射工作单位应依据《职业病防治法》和《放射工作人员职业健康管理办法》的规定对接触放射性危害的放射工作人员开展职业健康管理。

（1）职业健康检查。放射工作人员上岗前，应当进行上岗前的职业健康检查，符合放射工作人员健康标准的，方可参加相应的放射工作。上岗后的放射工作人员应定期进行职业健康检查，两次检查的时间间隔不应超过 2 年,必要时可增加临时性检查。放射工作人员脱离放射工作岗位时,应当进行离岗前的职业健康检查。对参加应急处理或者受到事故照射的放射工作人员,放射工作单位应当及时组织健康检查或者医疗救治,按照国家有关标准进行医学随访观察。放射工作单位对职业健康检查中发现不宜继续从事放射工作的人员,应当及时调离放射工作岗位,并妥善安置;对需要复查和医学随访观察的放射工作人员,应当及时予以安排。

从事放射工作人员职业健康检查的医疗机构是卫生计生行政部门批准的职业健康检查机构。

(2)个人剂量监测。个人剂量监测,是指利用工作人员佩戴剂量计所进行的测量,或是测量在他们体表、体内或排泄物中放射性核素的种类或活度以及这些测量结果的解释。放射工作单位应当按照国家有关标准、规范的要求,安排本单位的放射工作人员接受个人剂量监测。放射工作人员进入放射工作场所,应当正确佩戴个人剂量计;操作结束离开非密封放射性物质工作场所时,按要求进行个人体表、衣物及防护用品的放射性表面污染监测,发现污染要及时处理,做好记录并存档;进入辐照装置、工业探伤、放射治疗等强辐射工作场所时,除佩戴常规个人剂量计外,还应当携带报警式剂量计。

个人剂量监测工作应当由具备资质的个人剂量监测技术服务机构承担。

（3）放射工作人员培训。放射工作人员上岗前应当接受放射防护和有关法律知识培训，考核合格方可参加相应的工作。上岗后的放射工作人员应定期接受放射防护和有关法律知识培训。放射工作人员两次培训的时间间隔不超过2年。

放射防护及有关法律知识培训应当由符合省级卫生计生行政部门规定条件的单位承担，培训单位可会同放射工作单位共同制定培训计划，并按照培训计划和有关规范、标准实施和考核。

（4）职业健康档案。放射工作单位应当为放射工作人员建立并终生保存职业健康监护档案，包括以下内容：职业史、既往病史和职业照射接触史；历次职业健康检查结果及评价处理意见；职业性放射性疾病诊疗、医学随访观察等健康资料。

放射工作单位应当为放射工作人员建立并终生保存个人剂量监测档案，并包括以下内容：常规监测的方法和结果等相关资料；应急或者事故中受到照射的剂量和调查报告等相关资料。

放射工作单位应当建立并按照规定的期限妥善保存培训档案。培训档案应当包括每次培训的课程名称、培训时间、考试或考核成绩等资料。

4. 放射安全与防护管理

《条例》对放射性同位素和射线装置的安全管理提出了具体要求。《条例》第三十二条对放射性同位素转让过程作出了规定：生产、进口放射源的单位销售Ⅰ类、Ⅱ类、Ⅲ类放射源给其他单位使用的，应当与使用放射源的单位签订废旧放射源返回协议；使用放射源的单位应当按照废旧放射源返回协议规定将废旧放射源交回生产单位或者返回原出口方。确实无法交回生产单位或者返回原出口方的，送交有相应资质的放射性废物集中贮存单位贮存。

《条例》第三十三条对放射工作场所的退役作出了规定：使用Ⅰ类、Ⅱ类、Ⅲ类放射源的场所和生产放射性同位素的场所，以及终结运行后产生放射性污染的射线装置，应当依法实施退役。

《条例》第三十四条对放射性同位素和射线装置的警示标示作出了规定：放射性同位素的包装容器、含放射性同位素的设备和射线装置，应当设置明显的放射性标识和中文警示说明；放射源上能够设置放射性标识的，应当一并设置。运输放射性同位素和含放射源的射线装置的工具，应当按照国家有关规定设置明显的放射性标志或者显示危险信号。

《条例》第三十四条对放射工作场所的警示标志和安全装置作出了规定：生产、销售、使用、贮存放射性同位素和射线装置的场所，应当按照国家有关规定设置明显的放射性标志，其入口处应当按照国家有关安全和防护标准的要求，设置安全和防护设施以及必要的防护安全连锁、报警装置或者工作信号。射线装置的生产调试和使用场所，应当具有防止误操作、防止工作人员和公众受到意外照射的安全措施。

《条例》第三十五条对放射性同位素的储存、使用登记作出了规定：放射性同位素应当单独存放，不得与易燃、易爆、腐蚀性物品等一起存放，并指定专人负责保管。贮存、领取、使用、归还放射性同位素时，应当进行登记、检查，做到账物相符。对放射性同位素贮存场所应当采取防火、防水、防盗、防丢失、防破坏、防射线泄漏的安全措施。对放射源还应当根据其潜在危害的大小，建立相应的多层防护和安全措施，并对可移动的放射源定期进行盘存，确保其处于指定位置，具有可靠的安全保障。

《条例》第三十六条对非室内的放射工作场所安全管理作出了规定：在室外、野外使用放射性同位素和射线装置的，应当按照国家安全和防护标准的要求划出安全防护区域，设置明显的放射性标志,必要时设专人警戒。

5. 定期监测

根据《职业病防治法》的规定,放射工作单位应当实施由专人负责的放射性职业病危害因素日常监测,并确保监测系统处于正常运行状态。放射工作单位应定期对工作场所进行放射性职业病危害因素检测、评价。为开展放射诊疗活动的医疗机构开展检测、评价的机构为取得卫生计生行政部门资质认可的放射卫生技术服务机构。放射工作单位发现工作场所放射性职业病危害因素不符合国家放射卫生标准和卫生要求时,放射工作单位应当立即采取相应治理措施,仍然达不到国家放射卫生标准和卫生要求的,必须停止存在放射性职业病危害因素的作业。

《放射诊疗管理规定》对于医疗机构的放射诊疗设备和检测仪表,还提出了如下检测要求:新安装、维修或更换重要部件后的设备,应当经省级以上卫生计生行政部门资质认证的放射卫生技术服务机构对其进行检测,合格后方可启用;定期进行稳定性检测、校正和维护保养。由省级以上卫生行政部门资质认证的检测机构每年至少进行一次状态检测。按照国家质量技术监督部门的规定检验或者校准用于放射防护和质量控制的检测仪表。

6. 医疗照射防护

根据《放射诊疗管理规定》的规定,医疗机构在开展放射诊疗活动时,应开展医疗照射防护,提高影像质量和治疗质量,在达到诊疗目的的前提下,尽可能减少受检者(患者)的辐射照射剂量。第二十四条规定:医疗机构应当制定与本单位从事的放射诊疗项目相适应的质量保证方案,遵守质量保证监测规范。第二十五条规定:放射诊疗工作人员对患者和受检者进行医疗照射时,应当遵守医疗照射正当化和放射防护最优化的原则,有明确的医疗目的,严格控制受照剂量;对邻近照射野的敏感器官和组织进行屏蔽防护,并事先告知患者和受检者辐射对健康的影响。第二十六条规定:医疗机构在实施放射诊断检查前应当对不同检查方法进行利弊分析,在保证诊断效果的前提下,优先采用对人体健康影响较小的诊断技术。

三、放射卫生标准

标准是指为在一定范围内获得最佳秩序,对活动或结果规定共同的和重复使用的规则、导则或特性文件。该文件经协商一致制定,由一个公认机构批准。在国民经济的各个领域中,凡具有多次重复使用和需要制定标准的具体产品，以及各种定额、规划、要求、方法、概念等，都可成为标准化对象。

标准化对象一般可分为两大类：一类是标准化的具体对象，即需要制定标准的具体事物；另一类是标准化总体对象，即各种具体对象的总和所构成的整体，通过它可以研究各种具体对象的共同属性、本质和普遍规律。标准化的基本特性主要包括抽象性、技术性、经济性、连续性、约束性、政策性等几个方面。

放射卫生标准是指以人类所受电离辐射照射作为健康危害因素而加以防护时适用的卫生标准。其目的是控制电离辐射的照射和放射性物质的污染，以保护工作人员、公众、患者和受检者的健康与安全。放射卫生标准的主要内容有各类人员在不同情况下接受辐射照射的限值、控制水平，以及为达到此目的必须遵循的各种要求和行为规范。

（一）国际放射卫生防护标准介绍

国际标准化组织（ISO）、国际电工委员会（IEC）和有关放射防护机构，如国际放射防护委员会（ICRP）、国际辐射单位和测量委员会（ICRU）、国际原子能机构（IAEA）等制定的与放射防护有关的标准、出版物、报告书或安全丛书等，都是国际放射卫生防护标准的范畴。此外，还有区域性标准机构如欧洲原子能共同体（EURATOM）、经济合作与发展组织（OECD）等制定的放射卫生防护标准。

在放射防护基本标准方面具有重要国际影响的，是ICRP的基本建议书和IAEA安全丛书发表的国际基本安全标准。ICRP是1928年由第二届国际放射学大会成立的学术团体，因专门致力于电离辐射防护研究而颇具权威性，其出版物是世界各国制定放射防护标准的公认依据。ICRP关于放射防护的基本建议书，迄今已经经历了三个引人注目的阶段。

不同历史时期的 ICRP 基本建议

出版物序号及发表年份	主要概念	职业照射主要的年个人剂量限值
1 号（1959），6 号（1964），9 号（1966）	最大容许剂量性腺、红骨髓	全身均匀照射 5 rem
26 号（1977）	剂量限制体系（防护三原则）	有效剂量当量 50 mSv
60 号（1991）	放射防护体系（防护三原则）	有效剂量 20 mSv（允许连续 5 年内平均）

IAEA是联合国系统内一个独立的政府间组织。它以加速和扩大原子能对世界和平、健康及

繁荣的贡献为宗旨，十分重视放射防护与核安全。IAEA 在 20 世纪 60 年代就依据 ICRP 基本建议书制定了基本安全标准（BSS）。

以 IAEA 安全丛书发表的国际基本安全标准

安全丛书序号及年份	标准名称	共同倡议组织
9 号(1962), (1967), (1982)	辐射防护基本安全标准（BSS）	IAEA, ILO, OECD/ NEA, WHO
115 号(1996)	国际电离辐射防护与辐射源安全基本安全标准（IBSS）	FAO, IAEA, ILO, OECD/ NEA, PAHO, WHO

注：FAO：联合国粮农组织；ILO：国际劳工组织；OECD/ NEA：经济合作与发展组织核能；PAHO：泛美卫生组织；WHO：世界卫生组织；INSAG：国际核安全咨询组

以 IAEA 安全丛书发表的国际基本安全标准，对协调和加强国际间放射防护日益发挥重要作用。国际基本安全标准均以 ICRP 基本建议书为主要依据。ICRP 基本建议书是权威学术团体对涉及放射防护的原理、概念和基本原则，以及应用中重要问题等提供的推荐意见。而以 IAEA 安全丛书发表的国际基本安全标准，是官方国际机构把 ICRP 建议书等推荐意见转化为可应用的规范。它同时又具有了各倡议组织法定章程所决定的约束力，应是倡议组织的业务范围和受其援助的活动所必须遵守的基本要求。IBSS 不仅在内容上有许多更新及扩展，而且在实用性方面有较大进步。

(二) 我国放射卫生标准体系

放射卫生防护标准体系是卫生标准体系的一个重要分支。放射卫生防护标准统一规定所有放射实践应共同遵守的放射防护与安全准则，是我国卫生法制建设的重要组成部分，是放射卫生监督管理和放射卫生技术服务不可或缺的技术依据。电离辐射对人员的照射依照射对象可区分为职业照射、医疗照射和公众照射三大类。因而放射卫生防护标准既要用于指导放射工作人员所受职业照射的放射防护与安全，又要用于指导众多受检者与患者所受医疗照射的放射防护与安全，还要涵盖关注放射工作场所周围环境的安全，指导公众照射的防护。同时，放射卫生防护标准还必须指导防范放射事故，以及明确规定一旦发生各类意外放射事件与事故的正确处理程序和措施，并且统一规范各种放射防护监测与评价方法等。

放射卫生标准根据《中华人民共和国标准化法》，分为国家标准、行业标准、地方标准、企业标准四级。国家标准由国务院标准化行政主管部门制定;行业标准由国务院有关行政主管部门制定;地方标准由省、自治区和直辖市标准化行政主管部门制定;企业标准由企业自己制定。

放射卫生标准根据是否强制分为强制性和推荐性标准。强制性标准具有法律属性,在一定范围内通过法律、行政法规等手段强制执行标准。推荐性标准又称为非强制性标准或自愿性标准,是指生产、交换、使用等方面,通过经济手段或市场调节而自愿采用的一类标准。这类标准,不具有强制性,任何单位均有权决定是否采用,违反这类标准,不构成经济或法律方面的责任。应当指出的是,推荐性标准一经接受并采用,或各方商定同意纳入商品经济合同中,就成为各方必须共同遵守的技术依据,具有法律上的约束性。我国各类放射卫生标准的名称见下表。

放射卫生国家标准和行业标准

	强制性	推荐性
国家标准	GB	GB/T
国家职业卫生标准	GBZ	GBZ/T
卫生行业标准	WS	WS/T

我国放射卫生防护标准从内容可以分为以下类型:① 放射卫生基础标准;② 电离辐射的卫生

防护标准;③ 核设施及其场所的卫生防护标准;④ 放射性同位素和射线装置的卫生防护标准;⑤ 放射工作人员和公众的放射卫生标准;⑥ 涉及放射性的产品、仪表的放射卫生标准;⑦ 放射防护器材、仪表的防护性能标准;⑧ 放射性物质运输的卫生防护标准;⑨ 核与放射突发事件的卫生评价和核事故与辐射事故;⑩ 放射性及其辐照剂量的测量和卫生评价。

(三) 现行放射卫生防护标准

我国现行的放射卫生防护标准见下表。

我国现行放射卫生防护标准一览表

序号	编　　号	标准名称
国家标准		
1	GB 8921—2011	磷肥及其复合肥中 226 镭限量卫生标准
2	GB/T 11713—2015	高纯锗 γ 能谱分析通用方法
3	GB/T 11743—2013	土壤中放射性核素的 γ 能谱分析方法
4	GB 14882—94	食品中放射性物质限制浓度标准
5	GB 14883.1—2016	食品中放射性物质检验总则
6	GB 14883.2—2016	食品中放射性物质检验氢－3 的测定

序号	编　　号	标准名称
7	GB 14883.3—2016	食品中放射性物质检验锶-89和锶-90的测定
8	GB 14883.4—2016	食品中放射性物质检验钷-147的测定
9	GB 14883.5—2016	食品中放射性物质检验钋-210的测定
10	GB 14883.6—1994	食品中放射性物质检验镭-226和镭-228的测定
11	GB 14883.7—1994	食品中放射性物质检验天然钍和铀的测定
12	GB 14883.8—2016	食品中放射性物质检验钚-239、钚-240的测定
13	GB 14883.9—2016	食品中放射性物质检验碘-131的测定
14	GB 14883.10—2016	食品中放射性物质检验铯-137的测定
15	GB/T 16137—1995	X线诊断中受检者器官剂量的估算方法
16	GB/T 16140—1995	水中放射性核素的γ能谱分析方法
17	GB/T 16141—1995	放射性核素的α能谱分析方法
18	GB/T 16143—1995	建筑物表面氡析出率的活性炭测量方法
19	GB/T 16145—1995	生物样品中放射性核素的γ能谱分析方法

序号	编　　号	标准名称
20	GB/T 16146—2015	室内氡及其子体控制要求
21	GB/T 16148—2009	放射性核素摄入量及内照射剂量估算规范
22	GB/T 16149—2012	外照射慢性放射病剂量估算规范
23	GB 16348—2010	医用 X 射线诊断受检者放射卫生防护标准
24	GB 16351—1996	医用 γ 射线远距治疗设备放射卫生防护标准
25	GB 16352—1996	一次性医疗用品 γ 射线辐射灭菌标准
26	GB 16353—1996	含放射性物质消费品的放射卫生防护标准
27	GB 16361—2012	临床核医学的患者防护与质量控制规范
28	GB 16362—2010	远距治疗患者放射防护与质量保证要求
29	GB 17589—2011	X 射线计算机断层摄影装置质量保证检测规范
30	GB/T 17982—2000	核事故应急情况下公众受照剂量估算的模式和参数
31	GB/T 18197—2000	放射性核素内污染人员医学处理规范
32	GB/T 18198—2000	矿工氡子体个人累积暴露量估算规范

序号	编　　号	标准名称
33	GB/T 18199—2000	外照射事故受照人员的医学处理和治疗方案
34	GB/T 18201—2000	放射性疾病名单
35	GB 18871—2002	电离辐射防护与辐射源安全基本标准
36	GB/T 18988.1—2013	放射性核素成像设备 性能和试验规则 第1部分：正电子发射断层成像装置
37	GB/T 18988.2—2013	放射性核素成像设备 性能和试验规则 第2部分：单光子发射断层成像装置
38	GB/T 28236—2011	染色体畸变估算生物剂量方法
国家职业卫生标准		
1	GBZ 95—2014	职业性放射性白内障的诊断
2	GBZ 96—2011	内照射放射病诊断标准
3	GBZ 97—2017	职业性放射性肿瘤判断规范
4	GBZ 98—2017	放射工作人员健康要求
5	GBZ 99—2002	外照射亚急性放射病诊断标准
6	GBZ 100—2010	外照射放射性骨损伤诊断
7	GBZ 101—2011	放射性甲状腺疾病诊断标准
8	GBZ 102—2007	放冲复合伤诊断标准
9	GBZ 103—2007	放烧复合伤诊断标准
10	GBZ 104—2002	外照射急性放射病诊断标准

序号	编　　号	标准名称
11	GBZ 105—2002	外照射慢性放射病诊断标准
12	GBZ 106—2016	职业性放射性皮肤损伤诊断
13	GBZ 107—2002	放射性性腺疾病诊断标准
14	GBZ 108—2002	急性铀中毒诊断标准
15	GBZ 109—2002	放射性膀胱疾病诊断标准
16	GBZ 110—2002	急性放射性肺炎诊断标准
17	GBZ 111—2002	放射性直肠炎诊断标准
18	GBZ 112—2017	职业性放射性疾病诊断总则
19	GBZ 113—2006	核与放射事故干预及医学处理原则
20	GBZ 114—2006	密封放射源及密封γ放射源容器的放射卫生防护标准
21	GBZ 115—2002	X射线衍射仪和荧光分析仪卫生防护标准
22	GBZ 116—2002	地下建筑氡及其子体控制标准
23	GBZ 117—2015	工业X射线探伤放射防护要求
24	GBZ 118—2002	油(气)田非密封型放射源测井卫生防护标准
25	GBZ 119—2006	放射性发光涂料卫生防护标准
26	GBZ 120—2006	临床核医学放射卫生防护标准
27	GBZ 121—2017	后装γ源近距离治疗放射防护要求

序号	编　　号	标准名称
28	GBZ 124—2002	地热水应用中放射卫生防护标准
29	GBZ 125—2009	含密封源仪表的放射卫生防护要求
30	GBZ 126—2011	电子加速器放射治疗放射防护要求
31	GBZ 127—2002	X 射线行李包检查系统卫生防护标准
32	GBZ 128—2016	职业性外照射个人监测规范
33	GBZ 129—2016	职业性内照射个人监测规范
34	GBZ 130—2013	医用 X 射线诊断放射防护要求
35	GBZ 131—2017	医用 X 射线治疗放射防护要求
36	GBZ 132—2008	工业 γ 射线探伤放射防护标准
37	GBZ 133—2009	医用放射性废物的卫生防护管理
38	GBZ 134—2002	放射性核素敷贴治疗卫生防护标准
39	GBZ 136—2002	生产和使用放射免疫分析试剂（盒）卫生防护标准
40	GBZ 139—2002	稀土生产场所中放射卫生防护标准
41	GBZ 140—2002	空勤人员宇宙辐射控制标准
42	GBZ 141—2002	γ 射线和电子束辐照装置防护检测规范

序号	编　　号	标准名称
43	GBZ 142—2002	油(气)田测井用密封型放射源卫生防护标准
44	GBZ 143—2015	货物/车辆辐射检查系统的放射防护要求
45	GBZ/T 144—2002	用于光子外照射放射防护的剂量转换系数
46	GBZ/T 146—2002	医疗照射放射防护名词术语
47	GBZ/T 147—2002	X射线防护材料衰减性能的测定
48	GBZ/T 148—2002	用于中子测井的CR39中子剂量计的个人剂量监测方法
49	GBZ/T 149—2015	医学放射工作人员放射防护培训规范
50	GBZ/T 154—2006	两种粒度放射性气溶胶年摄入量限值
51	GBZ/T 155—2002	空气中氡浓度的闪烁瓶测定方法
52	GBZ 156—2013	职业性放射性疾病报告格式与内容
53	GBZ 161—2004	医用γ射束远距治疗防护与安全标准
54	GBZ 162—2004	放射性口腔炎诊断标准
55	GBZ/T 163—2004	外照射急性放射病的远期效应医学随访规范

序号	编　　号	标准名称
56	GBZ/T 164—2004	核电厂操纵员的健康标准和医学监督规定
57	GBZ 165—2012	X 射线计算机断层摄影放射防护要求
58	GBZ 166—2005	职业性皮肤放射性污染个人监测规范
59	GBZ 167—2005	放射性污染的物料解控和场址开放的基本要求
60	GBZ 168—2005	X、γ 射线头部立体定向外科治疗放射卫生防护标准
61	GBZ 169—2006	职业性放射性疾病诊断程序和要求
62	GBZ/T 171—2006	核事故场内核事故与辐射事故计划与准备
63	GBZ/T 172—2006	牙釉质电子顺磁共振剂量重建方法
64	GBZ 175—2006	γ 射线工业 CT 放射卫生防护标准
65	GBZ 176—2006	医用诊断 X 射线个人防护材料及用品标准
66	GBZ 177—2006	便携式 X 射线检查系统放射卫生防护标准
67	GBZ 178—2017	粒籽源永久性植入治疗放射防护要求
68	GBZ 179—2006	医疗照射放射防护基本要求

序号	编　号	标准名称
69	GBZ/T 180—2006	医用 X 射线 CT 机房的辐射屏蔽规范
70	GBZ/T 181—2006	建设项目职业病危害放射防护评价报告编制规范
71	GBZ/T 182—2006	室内氡及其衰变产物测量规范
72	GBZ/T 183—2006	电离辐射与防护常用量和单位
73	GBZ/T 184—2006	医用诊断 X 射线防护玻璃板标准
74	GBZ 190—2007	放射性食管疾病诊断标准
75	GBZ/T 200.1—2007	辐射防护用参考人第 1 部分：体格参数
76	GBZ/T 200.2—2007	辐射防护用参考人第 2 部分：主要组织器官质量
77	GBZ/T 200.3—2014	辐射防护用参考人第 3 部分：主要生理学参数
78	GBZ/T 200.4—2009	辐射防护用参考人第 4 部分：膳食组成和元素摄入量
79	GBZ/T 200.5—2014	辐射防护用参考人第 5 部分：人体的元素组成和主要组织器官的元素含量
80	GBZ/T 201.1—2007	放射治疗机房的辐射屏蔽规范第 1 部分：一般原则
81	GBZ/T 201.2—2011	放射治疗机房的辐射屏蔽规范第 2 部分：电子直线加速器放射治疗机房

序号	编　号	标准名称
82	GBZ/T 201.3—2014	放射治疗机房的辐射屏蔽规范第3部分：γ射线源放射治疗机房
83	GBZ/T 202—2007	用于中子外照射放射防护的剂量转换系数
84	GBZ 207—2008	外照射个人剂量系统性能检验规范
85	GBZ/T 208—2008	基于危险指数的放射源分类
86	GBZ 214—2009	放射性神经系统疾病诊断标准
87	GBZ 215—2009	过量照射人员医学检查与处理原则
88	GBZ/T 216—2009	人体体表放射性核素污染处理规范
89	GBZ/T 217—2009	外照射急性放射病护理规范
90	GBZ 219—2009	放射性皮肤癌诊断标准
91	GBZ/T 220.1—2014	建设项目职业病危害放射防护评价规范第1部分：核电厂
92	GBZ/T 220.2—2009	建设项目职业病危害放射防护评价规范第2部分：放射治疗装置
93	GBZ 232—2010	核电厂职业照射监测规范
94	GBZ/T 233—2010	锡矿山工作场所放射卫生防护标准
95	GBZ/T 234—2010	核事故场内核事故与辐射事故响应程序

序号	编　号	标准名称
96	GBZ 235—2011	放射工作人员职业健康监护技术规范
97	GBZ 241—2012	放射性心脏损伤诊断
98	GBZ 242—2013	放射性肝病诊断
99	GBZ/T 243—2013	单细胞凝胶电泳用于受照人员剂量估算技术规范
100	GBZ/T 244—2013	β射线所致皮肤剂量估算规范
101	GBZ/T 248—2014	放射工作人员职业健康检查外周血淋巴细胞染色体畸变检测与评价
102	GBZ/T 249—2014	荧光原位杂交分析染色体易位估算辐射生物剂量技术方法
103	GBZ/T 250—2014	工业 X 射线探伤室辐射屏蔽规范
104	GBZ/T 255—2014	核和辐射事故伤员分类方法和标识
105	GBZ/T 256—2014	非铀矿山开采中氡的放射防护要求
106	GBZ/T 257—2014	移动式电子加速器术中放射治疗的放射防护要求
107	GBZ/T 262—2014	核和辐射突发事件心理救助导则
108	GBZ 264—2015	车载式医用 X 射线诊断系统的放射防护要求

序号	编　　号	标准名称
卫生行业标准		
1	WS 76—2017	医用常规 X 射线诊断设备质量控制检测规范
2	WS/T 117—1999	X、γ、β 射线和电子束所致眼晶体剂量估算规范
3	WS/T 184—1999	空气中放射性核素的 γ 能谱分析方法
4	WS/T 187—1999	淋巴细胞微核估算受照剂量方法
5	WS/T 188—1999	X、γ 射线和中子所致皮肤损伤的剂量估算规范
6	WS/T 234—2002	食品中放射性物质检验镅- 241 的测定
7	WS 262—2017	后装 γ 源近距离治疗质量控制检测规范
8	WS/T 263—2006	医用磁共振成像（MRI）设备影像质量检测与评价规范
9	WS/T 328—2011	放射事故核事故与辐射事故预案编制规范
10	WS/T 366—2011	核或辐射紧急情况威胁类型
11	WS/T 378—2013	造血刺激因子在外照射急性放射病治疗中的应用指南
12	WS/T 440—2014	核电站周围居民健康调查规范

序号	编　　号	标准名称
13	WS 457—2014	医学与生物学实验室使用非密封放射性物质的放射卫生防护基本要求
14	WS/T 467—2014	核和辐射事故医学响应程序
15	WS/T 475—2015	放射性皮肤疾病护理规范
16	WS 518—2017	乳腺 X 射线屏片摄影系统质量控制检测规范
17	WS 520—2017	计算机 X 射线摄影(CR)质量控制检测规范
18	WS 521—2017	医用数字 X 射线摄影（DR）系统质量控制检测规范
19	WS 522—2017	乳腺数字 X 射线摄影系统质量控制检测规范
20	WS 530—2017	乳腺计算机 X 射线摄影系统质量控制检测规范
21	WS 531—2017	螺旋断层治疗装置质量控制检测规范
22	WS 262—2017	后装 γ 源近距离治疗质量控制检测规范

参考文献

[1]　中华人民共和国卫生部.放射诊疗管理规定[S].北京：人民卫生出版社,2006.

[2]　卫生部卫生标准委员会.放射卫生防护标准应用指

南[M].北京：中国标准出版社,2011.

[3] 杨朝文.电离辐射防护与安全基础[M].北京：原子能出版社,2009.

[4] 刘长安,苏旭,孙全富.放射工作人员职业健康监护[M].北京：原子能出版社,2007.

[5] GB/T 2000.1—2002,标准化工作指南第1部分：标准化和相关活动的通用词汇[S].北京：中国标准出版社,2002.

[6] 郑钧正.放射卫生防护标准概论[J].中国公共卫生,2005,21(8)：1022-1024.

[7] ICRP.ICRP Publication 60.李德平等译,国际放射防护委员会1990年建议书[M].北京：原子能出版社,1993.

[8] 强永刚.医学辐射防护学[M].北京：高等教育出版社,2013.

课程四　放射诊疗机构监督

一、放射治疗监督

(一) 监督管理对象

开展放射治疗的医疗机构,包括利用 X 射线治疗机、医用加速器、X 刀、γ 刀、后装治疗机、质子机、重离子机等为患者进行放射治疗的医疗机构。

(二) 辐射源项分析

1. 电子直线加速器

医用电子加速器已成为应用最为广泛的放射治疗设备,其辐射源项包括以下几方面:

(1) 有用线束。有用线束包括电子线和 X 射线。治疗电子线直接由加速器真空管加速,并使其偏转聚焦,由限束装置导引出,用于浅表治疗。治疗 X 射线是指因加速的电子线与靶物质相互作用受到阻止所产生的韧致辐射 X 射线,经由限束装置射出,用于深部治疗。加速器会输出不同能量的 X 射线(通常为 6 MV 和 15 MV)和可变能量的电子线,但无论加速器输出哪种射线,最终都是屏蔽 X 射线,因为 X 射线能量更高,穿透力强,所以有用射线一般只考虑对 X 射线的屏蔽。

(2)泄漏辐射。根据机器本身性能的要求,在距靶 100 cm 处,泄漏辐射限制为有用线束的 0.1%。

(3)散射辐射。当 X 射线投向束流挡束器、人体组织后,会产生散射。此外,泄漏辐射经加速器设备本身、四周墙壁、地面、天花板等会产生多次散射,但散射主要来自挡束器和人体组织。精确计算散射线比较困难,可以用经验法估算散射辐射量。事实上,治疗室中散射辐射是难免的,所以在机器性能设计中要求泄漏剂量辐射不得超过散射辐射。而由于散射线的计算比较复杂和困难。所以在防护中一般采用散射线等于泄漏辐射或为有用束的 0.1% 的计算方式。

(4)中子。在电子加速器中,防护所关注的是电子和 X 射线所产生的效应。在充分屏蔽的加速器上,防护问题很少由中子引起。但当光子能量大于中子产生的阈值时(一般为 10 MV 以上),则会因(γ,n)核反应产生中子,高能医疗加速器产生的中子能量为 1~2 MV,这些中子按各向同性发出。在有用线束中,距靶 1 m 处中子剂量当量的贡献为有用 X 射线的 0.4%。加速器机房四周墙壁和顶棚主要考虑对有用束 X 射线、泄漏 X 射线和散射 X 射线以及中子的屏蔽。迷道和防护门,除考虑泄漏 X 射线和散射 X 射线外,还要考虑中子散射的屏蔽,以及由于迷道墙壁俘获中子而产生 X 射线的贡献。

(5)感生放射性。医用电子直线加速器运行时,当光子能量大于中子产生的阈值,会产生光致中子,而中子的存在会引起材料的感生放射性。当对加速器结构进行维修和改装时,感生放射性常常是工作人员受到辐射的主要原因。材料的感生放射性水平取决于加速器粒子的种类、能量、束流强度及靶材料的性质和运行时间等多种因素,产生的剂量率随时间而变化,剂量率与照射时间紧密相关,照射时间越长,则剂量率越高。《电子加速器放射治疗放射防护要求》对感生放射性作了限制:对于电子能量大于 10 MeV 的加速器,在不超过 3 min 的时间内,测得感生放射性的周围剂量当量率在离外壳表面 5 cm 任何容易接近处不超过 $200\ \mu Sv \cdot h^{-1}$,离外壳表面 1 m 处不超过 $20\ \mu Sv \cdot h^{-1}$。

2. γ刀

γ刀装置应用 ^{60}Co 源,其半衰期为 5.27 年,平均能量为 1.25 MeV。头部治疗 γ 刀的最大准直器规格一般为直径 50 mm，焦点距离 40 cm。体部治疗 γ 刀常用最大照射野 20 cm×20 cm，焦点距离 50 cm。γ 刀装置的辐射源项主要包括：

（1）焦点处有用线束，以空气比释动能率表示。

（2）治疗状态下，准直体透射辐射，一般不超过有用线束的 0.1%。对单源旋式 γ 刀装置，如陀螺 γ 刀，为治疗束透过人体和机器自屏蔽体的透射辐射。

（3）患者体表及周围物体的散射辐射。

（4）在非治疗状态下机头的泄漏辐射。

3. 后装治疗机

后装治疗机一般由密封放射源、源容器、输源钢丝及连接、施源器、源运动和实施治疗的控制系统和安全联锁装置等部件组成。后装近距离治疗是通过施源器将放射源直接置入患者的肿瘤部位进行照射。其基本特征是放射源贴近肿瘤组织，使其受到有效的杀伤剂量，而邻近的正常组织由于剂量随距离增加而迅速跌落，受照剂量很小。目前大部分后装治疗机是用 ^{192}Ir 作为治疗源，少量用 ^{252}Cf 作为治疗源。

对 ^{192}Ir 后装治疗机，微型单粒 ^{192}Ir 源的装源活度一般为 $3.7×10^{11}$ Bq(10Ci)。^{192}Ir 的半衰期为

70.0 天,发射光子的平均能量为 0.37 MeV。辐射源项包括:^{192}Ir 源的初始辐射及其杂散辐射。

对^{252}Cf 后装治疗机,^{252}Cf 源的装源量约为 1 g,其中子发射率为 2.42×10^{12} 中子·g^{-1}·s^{-1},中子平均能量为 2.1 MeV;γ 射线发射率为 1.32×10^{13} 光子·g^{-1}·s^{-1},γ 射线的平均能量为 0.77 MeV。在正常运行状态下,主要辐射源项为^{252}Cf 中子源发射的初始中子、γ 射线及次级辐射。

(三) 监督内容与要点

1. 组织和制度管理情况

(1)组织和管理人员建设情况。查验医疗机构放射防护管理机构及管理人员的职责是否涵盖到放射治疗项目。

(2)放射防护管理制度。是否制定了内容全面且符合国家法律法规和标准的放射防护管理制度,制度的内容是否涵盖到放射治疗工作涉及的安全和防护问题。

(3)质量保证方案。是否建立了与本机构所开展的放射治疗项目相适应的质量保证方案,质量保证方案的内容是否包含从计划到治疗完成的全过程。

(4)放射事件应急处理预案。应急预案是否根据本机构开展的放射治疗项目制定,是否定期进行应急预案的演练,并根据演练情况修订应急预案。

2. 许可情况

(1) 放射治疗建设项目管理。放射治疗建设项目(新建、扩建、改建建设项目和技术改造、技术引进项目),建设单位在可行性论证阶段是否按规定进行了职业病危害放射防护预评价。放射治疗建设项目开工建设前,是否向卫生行政部门提交预评价报告并经审核同意。放射治疗建设项目的职业病防护设施所需费用是否纳入建设项目工程预算,并与主体工程同时设计、同时施工、同时投入生产和使用。放射性职业病危害严重的放射治疗建设项目的防护设施设计,是否经卫生行政部门审查同意。放射治疗建设项目在竣工验收前,建设单位是否进行职业病危害控制效果评价。放射治疗建设项目竣工验收时,其放射性职业病防护设施是否经卫生行政部门验收合格。

(2) 放射诊疗许可情况。医疗机构开展的各项放射治疗工作是否取得了放射治疗项目的许可。放射治疗设备发生变化后,是否进行许可变更。

3. 工作场所安全和防护管理

(1) 治疗室选址、场所布局和防护设计应符合GB 18871 的要求,保障职业场所和周围环境安全。

（2）治疗机房的面积和层高应符合标准要求。对于加速器来说，新建治疗室不应小于 45 m²；γ刀治疗室面积应不小于 30 m²，层高应不低于3.5 m；后装治疗室使用面积应不小于 20 m²。

（3）治疗机房的辐射屏蔽应符合要求。在加速器迷宫门处、控制室和加速器机房墙外 30 cm 处的周围剂量当量率应不大于 2.5 μSv·h^{-1}。γ刀治疗室应保证在距治疗室墙体外 30 cm 可达界面处停留的义务人员（不含放射工作人员）或其他公众成员所受到的平均年有效剂量不超过 1 mSv，该处因透射产生的空气比释动能率一般应不大于2.5 μSv·h^{-1}。

（4）穿越防护墙的导线、导管等不得影响治疗机房的屏蔽防护效果。

（5）控制室与治疗室应设有观察患者状态的影像监控装置和与患者交谈的对讲装置，并保证在现场查验的情况下，设备都能良好运行。

（6）控制室操作台与防护门应设置安全联锁装置。治疗室内应安装能紧急终止照射的应急开关，并保证现场查验的情况下，设备都能良好运行。

（7）现场查看警示标志设置情况。工作场所出入口是否设有电离辐射警告标志，控制区出入口是否设有工作指示灯和电离辐射警告标志。

（8）治疗室通风换气次数应符合标准要求。对于加速器机房,应不小于 4 次 $\cdot h^{-1}$;对于 γ 刀治疗室,机械通风换气次数一般为每小时 3～4 次。

（9）X 射线能量超过 10 MV 的加速器机房,其中子辐射防护应符合要求。

（10）γ 刀治疗室应配置固定式剂量监测报警装置。

（11）后装治疗室的准备室和控制室应分开设置;治疗室内应设置使放射源迅速返回贮源器的应急开关与放射源监测器。

（12）现场查看放射治疗工作场所定期检测报告,应按规定进行了定期检测,检测结果应符合相应的标准要求。

4. 放射防护与质量控制设备

（1）是否配备质控用的放疗剂量仪、剂量扫描装置等,且均能正常运行。

（2）放射治疗设备检测用剂量仪表是否具有有效的检定(校准)证书。

（3）放射治疗机房是否配备个人剂量报警仪,放射工作人员持报警仪进入治疗室。

（4）是否配备必要的放射防护检测仪器,并按规定进行检定或校准。

5. 放射治疗设备质控管理

（1）放射治疗设备在新安装或对关键部件维

修、更换后是否由具有相应资质的检测机构进行验收检测合格。

（2）放射治疗设备在正常运行状态下是否由具有资质的检测机构每年进行一次状态检测。

（3）放射治疗设备在投入使用后，是否按照有关标准或质量保证方案定期进行稳定性检测。所有检测是否详细记录，检测资料是否妥善保管、存档备查。

（4）比较稳定性检测结果与验收检测得到的相应基线值，若二者偏差超过允许水平，是否都查明原因并及时纠正。

（5）现场查验稳定性检测记录，检测周期是否符合国家标准和本机构质量保证方案的规定；检测结果异常的，是否按规定进行处理。

（6）放射源的有效活度及参考点空气比释动能率是否按相应规定和标准进行衰变校正。

6. 放射治疗质量管理

（1）处方管理。

对于所有接受外射线束照射的患者，必须在治疗以前获得由辐射肿瘤学家签字并注明日期的处方。处方应该包含以下信息：治疗点的位置、总剂量、每次剂量、分次和整个治疗期。此外，应该说明在辐照体积内会受到危险的器官的最大剂量。对于所有接受短距离治疗的患者，必须在治疗以前获得由辐射肿瘤学家签字并注明日期的处方。处方中应该包含以下信息：对参考点和会受到危险的器官的总剂量、参考剂量体积的大小、源数目和它们的剂量分配、放射性核素和在参考日期的源的强度。

（2）治疗计划。

治疗计划系统是实施治疗的一个主要部分，因此应该确保这些系统的调试和验证过程有完整的证明文件。放射治疗医师应按规定验证治疗计划的执行情况，发现偏离计划现象时，及时采取补救措施并向主管部门报告。现场查验验证记录，周期及验证结果的处理应符合质量保证方案的规定。

（3）剂量验证。

应按质量保证方案的要求开展剂量验证，只有在验证通过时方能实施治疗。

（4）治疗。

放射治疗期间，应至少有两名操作人员协调操作，不擅自离开岗位，并认真做好当班记录，严格执行交接班制度。工作人员在治疗过程中，应密切注视操作台上各种显示，随时观察病人的情况，发现体位变化等紧急情况时，立即停止照射，记录已照射时间，按照应急预案规定的程序采取相应的措施。

7. 核素敷贴治疗的特殊要求

（1）治疗室内是否配有 β 污染检查仪等检测

仪器。

（2）治疗室内是否配备专用清洁设施及工具，并且不与非治疗室混用。

（3）贮源箱的外表面是否标有放射性核素名称、最大容许装载放射性活度和牢固、醒目的电离辐射警示标识。

（4）贮源箱是否能锁于固定物体上，防止失盗。

（5）敷贴治疗中，是否为陪同治疗的家属等提供个人防护措施。

（6）废弃敷贴器是否按环保部门的有关要求送储或送交生产厂家处理。

（7）实施敷贴治疗时，是否按相关标准的要求屏蔽治疗部位周围的正常组织。

（8）在临床应用过程中，是否对敷贴器源窗表面完整性和放射性物质泄漏的检测等项目进行定期检测。

8. 放射诊疗工作人员管理

（1）放射诊疗工作人员配置是否符合要求。是否有中级以上专业技术职务任职资格的放射肿瘤医师；有病理学、医学影像学专业技术人员；有大学本科以上学历或中级以上专业技术职务任职资格的医学物理人员；有放射治疗技师和维修人员。

（2）放射工作人员的个人剂量监测情况。放射工作人员是否按规定进行个人剂量监测，并建立个人剂量监测档案。

（3）放射工作人员职业健康监护情况。放射工作人员是否按规定进行上岗前、在岗期间和离岗时的职业健康检查，并建立职业健康检查档案。

（4）放射工作人员培训情况。是否按规定组织放射工作人员培训。

（5）对确诊或疑似职业性放射性疾病患者的处理是否符合要求。

9. 患者告知与指导

放射肿瘤医师在放射治疗前应把可能的风险书面告知患者或其家属。现场查验书面告知记录、患者或家属签字应真实有效。

10. 放射治疗中的医疗照射防护

（1）正当性。是否严格掌握放射治疗适应证，使患者先经病理学或细胞学明确诊断，并经医生确诊属于需放射治疗疾病。是否逐例进行正当性判断，当确定为放射治疗的适应证并不大可能引起明显并发症的情况下方开展放射治疗。除有明显的临床指征外，是否避免对怀孕或可能怀孕的妇女施行腹部或骨盆部位的放射治疗；若确需要治疗，应周密计划以使胚胎或胎儿所受到的照射剂量较小。

（2）医疗照射防护的最优化。放射治疗医师提出治疗方案后，是否经医学物理人员核定照射剂量,或由放射治疗医帅会同医学物理人员、临床医师共同制定有效的放射治疗计划。放射治疗计划是否以高效治疗、减少正常组织损伤为目的,是否准确确定靶区位置与范围、照射剂量和时间。是否逐例制定对治疗靶区的照射计划,使靶区受到适当治疗照射并使靶区的器官和组织所受剂量保持在尽可能低的水平。

二、核医学监督

(一) 监督管理对象

开展临床核医学工作的医疗机构,包括使用放射性同位素和射线装置开展临床核医学诊断或治疗的医疗机构。

(二) 辐射源项分析

1. 主要辐射源项

核医学的辐射源项主要来自核医学设备运行和放射性核素操作,主要包括以下几类:

(1) β射线。常见的核素有 ^{3}H、^{14}C、^{32}P、^{90}Sr 等。^{3}H、^{14}C 等同位素在核医学中常被用来标记示踪物以进行体外放射分析;^{32}P 和 ^{90}Sr 在核医学科常被用于核素敷贴治疗。

(2) γ射线。主要来源于 ^{125}I、^{131}I、^{99m}Tc、^{18}F

等核素的操作。^{125}I 和 ^{131}I，由于其合适的物理特性和活泼的化学性质，在核医学中有较为广泛的用途。其中，除了用于体外放射分析外，^{125}I 粒籽较多用于粒籽植入治疗；^{131}I 现在主要用于甲亢和甲状腺癌的核素治疗。^{18}F 是 PET 显像中最常用的核素。

（3）X 射线。SPECT－CT 和 PET－CT 在运行过程中，CT 部分所产生的 X 射线也是核医学重要的辐射源项。

（4）中子辐射。核医学的中子辐射来源于生产放射性药物的回旋加速器。

2. 主要危害

核医学工作中产生的主要危害包括以下几类：

（1）外照射危害。β、γ、X 与中子辐射对人体造成的外照射危害。

（2）内照射危害。放射性药物通过吸入、食入、皮肤污染等方式进入人体，对人体的组织和器官进行内照射，造成危害。

（3）放射性"三废"对环境的污染。核医学操作中产生的放射性废物、废液和废气对周围环境造成的污染。

3. 核医学常用核素来源

核医学常用的核素来源于不同的途径，有回

旋加速器生产,如常用的 ^{18}F、^{201}TI、^{15}O 等;有核反应中子辐照,如 ^{125}I、^{131}I 等;有核裂变产物提取产物,如 ^{90}Sr、^{131}I、^{133}Xe 等;有同位素发生器生产,如 ^{99m}Tc、^{113m}In 等。

核医学常用核素来源

来　源	核　　素
回旋加速器	^{11}C、^{15}O、^{13}N、^{18}F、^{67}Ca、^{201}TI 等
核反应中子辐照	^{3}H、^{14}C、^{51}Cr、^{125}I、^{131}I、^{198}Au 等
核裂变产物提取	^{90}Sr、^{131}I、^{133}Xe 等
同位素发生器	^{90}Mo-^{99m}Tc 发生器生产^{99m}Tc、^{113}Sn-^{113}In 发生器生产^{113m}In 等

(三)核医学常用核素特性

核医学常用的核素具有不同的物理特性,这些核素的半衰期、衰变类型、射线能量等特性对于提出不同的防护管理措施具有重要意义。

核医学常用核素特性

核素	半衰期	衰变类型	β能量（MeV）	γ能量（MeV）
^{3}H	12.28 年	β^-	0.018 6	—
^{14}C	5 730 年	β^-	0.155 5	—
^{32}P	14.26 天	β^-	1.71	—

核素	半衰期	衰变类型	β能量 (MeV)	γ能量 (MeV)
^{67}Ca	78.0 小时	γ	—	0.185
^{99m}Tc	6 小时	γ	—	0.141
^{125}I	60.2 天	Ec		0.365
^{131}I	8.04 天	$β^-$、γ	0.605	0.364
^{153}Sm	1.96 天	$β^-$、γ	0.694	0.103
^{51}Cr	27.7 天	γ	—	0.32
^{198}Au	2.7 天	$β^-$、γ	0.961	0.411
^{18}F	110 分	$β^+$、γ	0.634	0.511

(四) 监督内容与要点

组织和制度管理情况

(1) 组织和管理人员建设情况。查验医疗机构放射防护管理机构及管理人员的职责是否涵盖到核医学项目。

(2) 放射防护管理制度。是否制定了内容全面且符合国家法律法规和标准的放射防护管理制度,制度的内容至少要包括核医学安全操作、放射源领用登记、放射源安全管理、放射性废物管理、工作场所防护制度等。

（3）质量保证方案。是否建立了与本机构所开展的放射治疗项目相适应的质量保证方案，质量保证方案的内容是否涵盖处方、放射药物施用、临床工作、数据分析和处理、结果报告等核医学工作全过程。

（4）放射事件应急处理预案。应急预案是否根据本机构开展的核医学项目制定，是否定期进行应急预案的演练，并根据演练情况修订应急预案。

（五）许可情况

1. 放射诊疗建设项目管理

（1）核医学建设项目（新建、扩建、改建建设项目和技术改造、技术引进项目），建设单位在可行性论证阶段是否按规定进行了职业病危害放射防护预评价。

（2）核医学建设项目开工建设前，是否向卫生行政部门提交预评价报告并经审核同意。

（3）核医学建设项目的职业病防护设施所需费用是否纳入建设项目工程预算，并与主体工程同时设计、同时施工、同时投入生产和使用。

（4）放射性职业病危害严重的核医学建设项目的防护设施设计，是否经卫生行政部门审查同意。核医学建设项目在竣工验收前,建设单位是否进行职业病危害控制效果评价。

(5) 放射诊疗建设项目竣工验收时,其放射性职业病防护设施是否经卫生行政部门验收合格。

2. 放射诊疗许可

(1) 医疗机构开展核医学工作是否取得了核医学项目的许可。

(2) 核医学设备发生变化后,是否进行许可变更。

(3) 核医学科使用的放射性同位素变化后是否进行许可变更。

3. 工作场所安全和防护管理

1) 分区与布局

(1) 核医学工作场所是否按照 GB 18871、WS/T 等要求分为控制区和监督区。控制区是指需要或可能需要专门的防护手段和安全措施的区域。控制区的设置是为了控制正常工作条件下的正常照射或防止污染扩散,并预防潜在照射或限制潜在照射的范围。监督区是指不需要专门的防护手段和安全措施,但需要经常对职业照射条件进行监督和评价的区域。应将下列功能区列为控制区,控制其辐射水平和表面放射性污染水平,包括可能用于制备、分装放射性核素和药物的操作室,放射性药物给药室等直接从事非密封放射性物质操作的场所;放射性药物治疗的床位区、非密封放射性物质储存场所、放射性废物暂存场所等。应将下列功能区列为监督区以防止放射性污染向清洁区的扩散,包括显像室、诊断患者的床位区、含放射性核素生物样品的检测与测量场所,以及与密封源操作场所相邻的、有可能受到放射性污染并有人员驻留的场所。

（2）核医学工作场所是否设置了与其服务项目相适应并且符合防护要求的实验室、检查室、注射室、治疗病房和候诊区等各种工作场所及其相适应防护设施。工作场所合理安排与布局,有助于实施工作程序,如一端为放射性物质储存室,依次为给药室、候诊室、检查室、治疗室等。合理组织整个实验室的气流方向,确保非密封放射性物质操作的场所处于低压区。分别设置人员通道和非密封放射性物质传递通道,防止发生交叉污染。

2）分级与分类管理

（1）分级与分类管理目的与要求。

核医学工作场所分级管理是指根据 GB 18871—2002 的要求,将核医学工作场所按照日等效最大操作量分为甲、乙、丙三级,对不同级别的工作场所实施分级管理。

非密封性工作场所分级

级　别	日等效最大操作量,Bq
甲	$>4\times10^9$
乙	$2\times10^7\sim4\times10^9$
丙	豁免活度值以上$\sim2\times10^7$
日等效最大操作量＝实际日操作量(Bq)×毒性组别修正因子/操作方式修正因子	

（2）核医学工作场所分类。

分类管理是指依据 GBZ 120—2006 的要求，按照操作最大量放射性核素加权活度将核医学工作场所分为Ⅰ、Ⅱ、Ⅲ三类，并以此为依据，对工作场所的地面、表面、通风橱、清洗及去污设备、管道等提出相应防护要求。

核医学工作场所分类

分　类	操作最大量放射性核素加权活度,MBq
Ⅰ	$>50\,000$
Ⅱ	$50\sim50\,000$
Ⅲ	<50
加权活度＝(计划的日最大操作活度×核素毒性权重因子)/操作性质修正因子	

3）警示标志设置情况

（1）放射性同位素和放射性废物储存场所，

是否设有电离辐射警告标志及必要的文字说明。

（2）工作场所出入口是否设有电离辐射警告标志，控制区出入口是否设有工作指示灯和电离辐射警告标志。

（3）装有放射性同位素和放射性废物的设备、容器，是否设有电离辐射标志。

4）核素治疗工作场所的特殊要求

（1）使用治疗量 γ 射线药物的区域应划为控制区；用药后患者床边 1.5 m 处或单人病房应划为临时控制区。控制区入口处应有放射性标志，除医护人员外，其他无关人员不得入内，患者也不应该随便离开该区。

（2）配药室应靠近病房，尽量减少放射性药物和已接受治疗的患者通过非放射区。

（3）根据使用放射性核素的种类、特性和活度，确定临床核医学治疗病房的位置及其防护要求。病房应有防护栅栏，以控制已给药患者同其他人保持足够距离；必要时可采用附加屏蔽措施。

5）是否符合国家标准

核医学工作场所的表面污染控制水平应符合国家标准的要求。工作场所的表面污染控制水平如下表所列，应用这些控制水平时应注意以下几点：① 表中所列数值系指表面上固定污染和松散污染的总数。② 手、皮肤、内衣、工作袜污染时，应及时清洗,尽可能清洗到本底水平。其他表面污染水平超过表中所列数值时,应采取去污措施。③ 设备、墙壁、地面经采取适当的去污措施后,仍超过表中所列数值时,可视为固定污染,经审管部门或审管部门授权的部门检查同意,可适当放宽控制水平,但不得超过表中所列数值的 5 倍。④ β 粒子最大能量小于 0.3 MeV 的 β 放射性物质的表面污染控制水平,可为表中所列数值的 5 倍。⑤ ^{227}Ac、^{210}Po、^{228}Ra 等 β 放射性物质,按 α 放射性物质的表面污染控制水平执行。⑥ 氚和氚化水的表面污染控制水平,可为表中所列数值的 10 倍。⑦ 表面污染水平可按一定面积上的平均值计算:皮肤和工作服取 100 cm^2,地面区 1 000 cm^2。

工作场所的放射性表面
污染控制水平(单位: Bq·cm^{-2})

表 面 类 型		α 放射性物质		β 放射性物质
		极毒性	其他	
工作台、设备、墙壁、地面	控制区①	4	40	40
	监督区	0.4	4	4
工作服、手套、工作鞋	控制区监督区	0.4	0.4	4
手、皮肤、内衣、工作袜		0.04	0.04	0.4

① 该区内的高污染子区除外。

工作场所中的某些设备与用品,经去污使其污染水平降低到前表所列设备类的控制水平的1/50以下时,经审管部门或审管部门授权的部门确认同意后,可当作普通物品使用。

4. 放射源安全管理

1)领用登记管理

要求放射性同位素按规定进行领用登记,保证相关记录齐全,做到账物相符。

2)使用安全管理

(1)防污染措施。液态放射性物质的操作应在铺有吸水纸的塑料或不锈钢等易去污的台面上或搪瓷盘内进行。不得将未经污染监测或污染监测超过 GB 18871 表面污染控制水平的任何物品带出控制区。操作放射性碘化物等挥发性或放射性气体应在通风橱内进行。

(2)表面污染监测。做好对操作人员的监测,包括个人外照射监测、皮肤表面污染和首部污染监测;对有可能造成体内污染的特殊操作,必要时进行待积有效剂量估算。实验操作结束后应当对场所表面进行放射性污染监测,人员、物品离开实验室时应对人员表面和物品进行放射性污染监测,如监测结果超过 GB 18871 所规定的控制水平,应及时作去污处理,直至符合该标准的要求。

3) 贮存管理

（1）放射性同位素应有专门的储存场所并有专人负责，有登记和检查制度。

（2）放射性同位素不与易燃、易爆、腐蚀性物品同库储存，储存场所应采取有效防盗防泄漏措施。

4) 放射性废物处理

（1）是否将可能已受污染的物品按照放射性废物进行处理。例如使用过的放射性药物注射器、绷带和敷料，是否作为污染物处理或作放射性废物处理。

（2）放射性废物的容器是否符合要求。固体废物如污染的针头、注射器和破碎的玻璃器皿等是否贮于不泄漏、较牢固并有合适屏蔽的容器内。

（3）放射性废物是否分类收集和存放。是否按长半衰期和短半衰期分别收集，并给予适当屏蔽。

（4）放射性废物的处理是否符合规定。例如由生产厂家回收或环保部门收贮。对于自行存放的放射性废物是否按规定进行了核素名称、时间等标示。

（5）是否按规定设置了放射性废物衰变池。

5. 核医学质量管理

1) 处方管理

用放射性药物诊断时，是否参考有关医疗照

射指导水平,采用能达到预期诊断目的所需要的最低放射性核素使用量。注意查阅以往的患者检查资料,避免不必要的重复检查。

2）施药管理

是否采取有效措施,确保给每例患者施用的放射性药物的活度与处方量一致,并在服药时记录。对施用的药物是否进行了放射性活度检测或抽测。

3）设备管理

（1）核医学操作设备在新安装或对关键部件维修、更换后是否由具有相应资质的检测机构进行验收,检测合格。

（2）核医学操作设备在正常运行状态下是否由具有资质的检测机构每年进行一次状态检测。

（3）核医学操作设备在投入使用后,是否按照有关标准或质量保证方案定期进行稳定性检测。所有检测是否详细记录。检测资料是否妥善保管、存档备查。

6. 放射工作人员管理

（1）放射工作人员资质。开展核医学工作是否有中级以上专业技术职务任职资格的核医学医师;有病理学、医学影像学专业技术人员;有大学本科以上学历或中级以上专业技术职务任职资格的技术人员或核医学技师。

（2）放射工作人员的个人防护情况。是否针对不同的核素特性、针对不同的工作环节对人员开展个人防护。

（3）放射工作人员的个人剂量监测情况。放射工作人员是否按规定进行个人剂量监测，并建立个人剂量监测档案。

（4）放射工作人员职业健康监护情况。放射工作人员是否按规定进行上岗前、在岗期间和离岗时的职业健康检查，并建立职业健康检查档案。

（5）放射工作人员培训情况。是否按规定组织放射工作人员培训。

（6）对确诊或疑似职业性放射性疾病患者的处理是否符合要求。

7. 患者管理

1）患者告知与指导

（1）对患者是否进行电离辐射危害的告知，使其清楚本人接受的诊断和治疗的性质。

（2）对已施用放射性药物的患者提供书面或口头的指导，以便有效地限制其护理人员、家庭成员和公众所受的照射。

2）住院患者的管理

（1）对放射性药物治疗的患者进行严格的出入管理等，避免污染。

（2）接受了^{131}I治疗的患者，其体内放射性活度降低至 400 MBq 之前不得出院。

3）诊断患者的管理

合理安排诊断患者的检查顺序，避免不必要的照射。对进行核医学诊断的患者，服药后的患者和未服药的患者应分别进行候诊。

三、介入放射学监督

（一）监督管理对象

开展介入放射学工作的医疗机构，即在医学影像系统监视引导下，经皮针穿刺或引入导管做抽吸注射、引流或对管腔、血管等做成型、灌注、栓塞等，以诊断与治疗疾病的医疗机构。

（二）辐射源项

介入放射学常用的放射诊疗设备，包括数字减影血管造影机（DSA）、CT、带有减影功能的透视设备（如数字胃肠机），都是产生 X 射线的发射装置。工作场所存在的 X 射线辐射场，由有用射线、泄漏射线、杂散射线三种构成。

（1）有用射线。是指从 X 射线管头的窗口出射的用于透射人体形成影像进行诊断和治疗的射线。

（2）泄漏射线。是指由 X 射线管头组装体

（X射线球管）透射出的射线。

（3）杂散射线。是指有用射线和泄漏射线在诊断床、受检者身体以及机房内物体与墙壁上产生的散射线。

（三）监督内容和要点

组织和制度管理情况

（1）组织和管理人员建设情况。查验医疗机构放射防护管理机构及管理人员的职责是否涵盖到介入放射学项目。

（2）放射防护管理制度。是否制定了内容全面且符合国家法律法规和标准的放射防护管理制度，制度的内容是否包含介入放射学工作。

（3）质量保证方案。是否建立了介入放射学的质量保证方案。

（4）放射事件应急处理预案。是否建立应急预案，是否定期进行应急预案的演练，并根据演练情况修订应急预案。

（四）许可情况

1. 放射诊疗建设项目管理

（1）介入放射学建设项目（新建、扩建、改建建设项目和技术改造、技术引进项目），建设单位在可行性论证阶段是否按规定进行了职业病危害放射防护预评价。

（2）介入放射学建设项目开工建设前，是否向卫生行政部门提交预评价报告并经审核同意。

（3）介入放射学建设项目的职业病防护设施所需费用是否纳入建设项目工程预算，并与主体工程同时设计、同时施工、同时投入生产和使用。

（4）介入放射学建设项目竣工验收时，其放射性职业病防护设施是否经卫生行政部门验收合格。

2. 放射诊疗许可

（1）医疗机构开展核医学工作是否取得了介入放射学项目的许可。

（2）介入放射学设备发生变化后，是否进行许可变更。介入放射学设备与放射诊疗许可的符合情况：现场所见医疗机构用于放射诊疗的介入放射学设备（设备名称、型号、参数、编号、生产厂家等）是否与该机构取得的放射诊疗许可证所批准的放射诊疗项目、放射诊疗设备一致，是否有超出批准范围从事介入诊断治疗的情形。

3. 工作场所安全和防护管理

（1）工作场所的入口处，是否设有醒目的电离辐射警告标志；控制区进出口及其他适当位置是否设有电离辐射警告标志。

（2）机房门是否设有闭门装置，且工作状态指示灯和与机房相通的门能有效联动。

（3）查阅介入放射学工作场所防护设施的放射防护检测报告，是否检测合格；存在不合格项的是否按规定采取处理措施。

4. 质量管理

（1）科主任是否熟悉介入放射学科各项规章制度，熟悉质量保证方案，其余医师、技师、护士是否均熟悉相应的岗位制度及工作流程。

（2）介入放射学用设备是否具有可准确记录受检者受照剂量的装置，并尽可能将每次诊疗后患者受照剂量记录在病历中。

（3）介入放射学设备质控。

① 介入放射学设备在新安装或对关键部件维修、更换后是否由具有相应资质的检测机构进行验收检测合格。

② 介入放射学设备在正常运行状态下是否由具有资质的检测机构每年进行一次状态检测。

③ 介入放射学设备在投入使用后，是否按照有关标准或质量保证方案定期进行稳定性检测。所有检测是否详细记录，检测资料是否妥善保管、存档备查。

5. 人员管理

（1）放射工作人员资质。是否具有大学本科以上学历或中级以上专业技术职务任职资格的放射影像医师;有放射影像技师;有相关内、外科的专业技术人员。

（2）放射工作人员的个人防护情况。介入放射工作人员在接触射线时是否穿戴有效的个人防护用品,例如佩戴铅眼镜,穿防护衣,戴防护围脖等。

（3）放射工作人员的个人剂量监测情况。放射工作人员是否开展个人剂量监测,并建立个人剂量监测档案。放射工作人员佩戴个人剂量计的方式方法是否正确。

（4）放射工作人员职业健康监护情况。放射工作人员是否按规定进行上岗前、在岗期间和离岗时的职业健康检查,并建立职业健康检查档案。

（5）放射工作人员培训情况。是否按规定组织放射工作人员培训。

（6）对确诊或疑似职业性放射性疾病患者的处理是否符合要求。

6. 患者告知

是否采取合适的形式告知患者电离辐射对健康的影响。

7. 患者防护

实施介入诊断治疗时,是否对患者和受检者

采取个人防护措施。

四、X射线影像诊断监督

(一) 监督管理对象

开展 X 射线影像诊断的医疗机构,即利用 X
射线的穿透等性质取得人体内器官与组织的影像
信息以诊断疾病的医疗机构。

(二) 辐射源项分析

X 射线影像诊断包括普通 X 射线诊断、特殊
X 射线诊断、X 射线 CT、数字化 X 射线成像技
术,以及乳腺 X 射线摄影、牙科 X 射线摄影等。
无论采用 X 射线透视或者 X 射线摄影方式,其设
备的关键部分之一都是产生 X 射线的发射装置。
在各种 X 射线诊断检查中,X 射线诊断机房工作
场所存在的 X 射线辐射场,由有用射线、泄漏射
线、杂散射线三种构成。

(1) 有用射线。是指从 X 射线管头的窗口出
射的用于透射人体形成影像进行诊断和治疗的
射线。

(2) 泄漏射线。是指由 X 射线管头组装体
(X 射线球管)透射出的射线。

(3) 杂散射线。是指有用射线和泄漏射线在

诊断床、受检者身体以及机房内物体与墙壁上产生的散射线。

（三）监督内容和要点

组织和制度管理情况

（1）组织和管理人员建设情况。查验医疗机构放射防护管理机构及管理人员的职责是否涵盖到 X 射线影像诊断项目。

（2）放射防护管理制度。是否制定了内容全面且符合国家法律法规和标准的放射防护管理制度，制度的内容是否包含 X 射线影像诊断，包括移动 X 射线机的使用等。

（3）质量保证方案。是否建立了 X 射线影像诊断的质量保证方案。

（4）放射事件应急处理预案。是否建立应急预案，是否定期进行应急预案的演练，并根据演练情况修订应急预案。

（四）许可情况

1. 放射诊疗建设项目管理

（1）X 射线影像诊断建设项目（新建、扩建、改建建设项目和技术改造、技术引进项目），建设单位在可行性论证阶段是否按规定进行了职业病危害放射防护预评价。

（2）X 射线影像诊断建设项目开工建设前，是否向卫生行政部门提交预评价报告并经审核同意。

（3）X 射线影像诊断建设项目的职业病防护设施所需费用是否纳入建设项目工程预算，并与主体工程同时设计、同时施工、同时投入生产和使用。

（4）X 射线影像诊断建设项目竣工验收时，其放射性职业病防护设施是否经卫生行政部门验收合格。

2. 放射诊疗许可

（1）医疗机构开展核医学工作是否取得了 X 射线影像诊断项目的许可。

（2）X 射线影像诊断设备发生变化后，是否进行许可变更。X 射线影像诊断设备与放射诊疗许可的符合情况：现场所见医疗机构用于放射诊疗的 X 射线影像诊断设备（设备名称、型号、参数、编号、生产厂家等）是否与该机构取得的放射诊疗许可证所批准的放射诊疗设备一致，是否有超出批准范围从事 X 射线影像诊断工作的情形。

3. 工作场所安全和防护管理

（1）工作场所的入口处，是否设有醒目的电离辐射警告标志；控制区进出口及其他适当位置是否设有电离辐射警告标志。

（2）机房门是否设有闭门装置，且工作状态指示灯和与机房相通的门能有效联动。

（3）查阅 X 射线影像诊断工作场所防护设施的放射防护检测报告，是否检测合格；存在不合格项的是否按规定采取处理措施。

（4）X 射线影像诊断工作场所的有效面积和最小单边长度是否符合标准规定。

X 射线设备机房使用面积及单边长度

设 备 类 型	机房内最小有效使用面积/m²	机房内最小单边长度/m
CT 机	30	4.5
双管头或多管头 X 射线机	30	4.5
单管头 X 射线机	20	3.5
透视专用机、碎石定位机、口腔 CT 卧位扫描	15	3
乳腺机、全身骨密度仪	10	2.5
牙科全景机、局部骨密度仪、口腔 CT 坐位扫描/站位扫描	5	2
口内牙片机	3	1.5

（5）X 射线影像诊断工作场所是否按规定配备受检者（患者）个人防护用品。

个人防护用品和辅助防护设施配置要求

检查类型	工作人员		患者和受检者	
	个人防护用品	辅助防护设施	个人防护用品	辅助防护设施
隔室透视、摄影	—	—	铅橡胶性防护围裙（方形）或方巾、铅橡胶帽套、铅橡胶颈套、铅橡胶帽子	或可调节防护窗口的立位防护屏，固定的特殊受检者体位的各种设备
口内牙片摄影	—	—	大领铅橡胶颈套	—
牙科全景体层摄影、口腔CT	—	—	铅橡胶帽子、大领铅橡胶颈套	—
同室透视、摄影	铅橡胶围裙选配：铅橡胶帽子、铅橡胶颈套、铅橡胶手套、铅防护眼镜	或铅防护屏风	铅橡胶性防护围裙（方形）或方巾、铅橡胶帽套、铅橡胶颈套、铅橡胶帽子	或可调节防护窗口的立位防护屏，固定的特殊受检者体位的各种设备
CT扫描（隔室）	—	—	铅橡胶性防护围裙（方形）或方巾、铅橡胶帽套、铅橡胶颈套、铅橡胶帽子	—

（续表）

检查类型	工作人员		患者和受检者	
	个人防护用品	辅助防护设施	个人防护用品	辅助防护设施
床旁摄影	铅橡胶围裙 选配：铅橡胶帽子、铅橡胶颈套	或铅防护屏风	铅橡胶性防护围裙（方形）或方巾、铅橡胶颈套、铅橡胶帽子	—
骨科复位等设备旁操作	铅橡胶围裙 选配：铅橡胶帽子、铅橡胶颈套、铅橡胶手套	移动铅防护屏风	铅橡胶性防护围裙（方形）或方巾、铅橡胶颈套、铅橡胶帽子	—
介入放射学操作	铅橡胶围裙、铅橡胶颈套、铅防护眼镜 选配：铅橡胶手套	铅悬挂防护屏、铅防护吊帘、床侧防护帘、床侧防护屏 选配：移动铅防护屏风	铅橡胶性防护围裙（方形）或方巾、铅橡胶颈套、铅橡胶帽、阴影屏蔽器具	—

"—"表示不需要求

4. 质量管理

(1) 科主任是否熟悉放射科各项规章制度，熟悉质量保证方案，其余医师、技师、护士是否均熟悉相应的岗位制度及工作流程。

(2) 质量保证工作是否按照国家法律法规、标准和质量保证方案的要求开展。现场查验质量保证的相关记录，是否落实了相关工作。

(3) X射线影像诊断设备质控。

① X射线影像诊断设备在新安装或对关键部件维修、更换后是否由具有相应资质的检测机构进行验收检测合格后。

② X射线影像诊断设备在正常运行状态下是否由具有资质的检测机构每年进行一次状态检测。

③ X射线影像诊断设备在投入使用后，是否按照有关标准或质量保证方案定期进行稳定性检测。所有检测是否详细记录，检测资料是否妥善保管、存档备查。

5. 人员管理

(1) 放射工作人员资质。是否具有专业的放射影像医师。

(2) 放射工作人员的个人剂量监测情况。放射工作人员是否开展个人剂量监测，并建立个人剂量监测档案。

（3）放射工作人员职业健康监护情况。放射工作人员是否按规定进行上岗前、在岗期间和离岗时的职业健康检查，并建立职业健康检查档案。

（4）放射工作人员培训情况。是否按规定组织放射工作人员培训。

（5）对确诊或疑似职业性放射性疾病患者的处理是否符合要求。

6. 患者告知

是否采取合适的形式告知患者电离辐射对健康的影响。

7. 患者防护

实施 X 射线影像诊断检查时，是否对受检者（患者）和陪检人员采取个人防护措施。

五、违法行为及处理

放射卫生行政处罚是指卫生行政执法主体依法对违反放射卫生法律、法规、规章的公民、法人、其他组织给予的行政制裁措施。放射卫生行政处罚主要针对医疗机构及医疗执业人员。放射卫生行政处罚具有一般卫生行政处罚的法律特征。

放射卫生行政处罚的是主要依据《中华人民共和国职业病防治法》和《放射诊疗管理规定》。《中华人民共和国职业病防治法》设定的种类有警告、罚款、责令停止产生职业病危害的作业、没收违法所得、由原认可或者批准机关取消其相应的资格。《放射诊疗管理规定》设定的种类有警告、罚款、吊销许可证。在适用法律时，还应遵守各地的行政处罚自由裁量规则。

案由1：医疗机构可能产生放射性职业病危害的建设项目（以下简称放射诊疗建设项目）未按照规定进行职业病危害预评价或者未提交职业病危害预评价报告，或者职业病危害预评价报告未经审核同意，开工建设。

（一）适用依据

违反条款：《中华人民共和国职业病防治法》第十七条第一款、第二款；

处罚条款：《中华人民共和国职业病防治法》第六十九条第（一）项、第（二）项。

（二）处罚内容

给予警告，责令限期改正；逾期不改正的，处10万元以上50万元以下的罚款；情节严重的，责令停止产生职业病危害的作业，或者提请有关人民政府按照国务院规定的权限责令停建、关闭。

案由 2：放射诊疗建设项目的防护设施未按照规定与主体工程同时设计、同时施工、同时投入生产和使用。

（一）适用依据

违反条款：《中华人民共和国职业病防治法》第十八条第一款；

处罚条款：《中华人民共和国职业病防治法》第六十九条第（三）项。

（二）处罚内容

给予警告，责令限期改正；逾期不改正的，处 10 万元以上 50 万元以下的罚款；情节严重的，责令停止产生职业病危害的作业，或者提请有关人民政府按照国务院规定的权限责令停建、关闭。

案由 3：放射诊疗建设项目的防护设施不符合国家职业卫生标准和卫生要求，或者职业病危害严重的放射诊疗建设项目的防护设施设计未经卫生行政部门审查同意擅自施工。

（一）适用依据

违反条款：《中华人民共和国职业病防治法》第十八条第二款；

处罚条款:《中华人民共和国职业病防治法》第六十九条第(四)项。

(二) 处罚内容

给予警告,责令限期改正;逾期不改正的,处10万元以上50万元以下的罚款;情节严重的,责令停止产生职业病危害的作业,或者提请有关人民政府按照国务院规定的权限责令停建、关闭。

案由4:放射诊疗建设项目未按照规定对职业病防护设施进行职业病危害控制效果评价、未经验收或者验收不合格,擅自投入使用。

(一) 适用依据

违反条款:《中华人民共和国职业病防治法》第十八条第三款,《放射诊疗管理规定》第十三条第一款、第一款第(一)项、第(二)项、第(三)项、第(四)项、第二款;

处罚条款:《中华人民共和国职业病防治法》第六十九条第(五)项、第(六)项。

(二) 处罚内容

给予警告,责令限期改正;逾期不改正的,处10万元以上50万元以下的罚款;情节严重的,责令停止产生职业病危害的作业,或者提请有关人民政府按照国务院规定的权限责令停建、关闭。

案由5：未按规定将职业健康检查结果书面告知劳动者。

(一) 适用依据

违反条款：《中华人民共和国职业病防治法》第三十五条第一款、第二款；

处罚条款：《中华人民共和国职业病防治法》第七十一条第(四)项、第八十七条。

(二) 处罚内容

责令限期改正,警告,可以并处 5 万元以上 10 万元以下的罚款。

案由6：安排有职业禁忌的劳动者从事其所禁忌的作业；安排未成年人从事接触职业病危害的作业；或者安排孕期、哺乳期女职工从事对本人和胎儿、婴儿有危害的作业。

(一) 适用的法律法规

违反条款：《中华人民共和国职业病防治法》第三十五条第二款、第三十八条；

处罚条款:《中华人民共和国职业病防治法》第七十五条第(七)项、第八十七条。

(二) 处罚内容

责令限期治理,并处以 5 万以上 30 万以下的罚款;情节严重的,责令停止产生职业病危害的作业,或提请有关人民政府按照国务院规定的权限责令关闭。

案由 7:未取得放射诊疗许可从事放射诊疗工作。

(一) 适用依据

违反条款:《放射诊疗管理规定》第十六条第二款;

处罚条款:《放射诊疗管理规定》第三十八条第(一)项。

(二) 处罚内容

由县级以上卫生行政部门给予警告、责令限期改正,并可以根据情节处以 3 000 元以下的罚款;情节严重的,吊销其医疗机构执业许可证。

案由 8:未办理诊疗科目登记或者未按照规

定进行校验。

(一) 适用依据

违反条款:《放射诊疗管理规定》第十六条第一款、第十七条第一款;

处罚条款:《放射诊疗管理规定》第三十八条第(二)项。

(二) 处罚内容

由县级以上卫生行政部门给予警告、责令限期改正,并可以根据情节处以 3 000 元以下的罚款;情节严重的,吊销其医疗机构执业许可证。

案由 9:未经批准擅自变更放射诊疗项目或者超出批准范围从事放射诊疗工作。

(一) 适用依据

违反条款:《放射诊疗管理规定》第十七条第二款、第三款;

处罚条款:《放射诊疗管理规定》第三十八条第(三)项。

(二) 处罚内容

由县级以上卫生行政部门给予警告、责令限

期改正,并可以根据情节处以 3 000 元以下的罚款;情节严重的,吊销其医疗机构执业许可证。

案由 10:购置、使用不合格或国家有关部门规定淘汰的放射诊疗设备。

(一) 适用依据

违反条款:《放射诊疗管理规定》第二十条第一款第(四)项、第二款;

处罚条款:《放射诊疗管理规定》第四十一条第(一)项。

(二) 处罚内容

由县级以上卫生行政部门给予警告,责令限期改正;并可处 1 万元以下的罚款。

案由 11:未按照规定使用安全防护装置、个人防护用品。

(一) 适用依据

违反条款:《放射诊疗管理规定》第九条第(一)项、第(二)项、第(三)项、第二十五条、第二十六条第(五)项;

处罚条款:《放射诊疗管理规定》第四十一条

第(二)项。

(二) 处罚内容

由县级以上卫生行政部门给予警告,责令限期改正;并可处1万元以下的罚款。

案由12:未按照规定对放射诊疗设备、工作场所及防护设施进行检查、检测。

(一) 适用依据

违反条款:《放射诊疗管理规定》第二十条第一款第(一)项、第(二)项、第二十一条第一款;

处罚条款:《放射诊疗管理规定》第四十一条第(三)项。

(二) 处罚内容

由县级以上卫生行政部门给予警告,责令限期改正;并可处1万元以下的罚款。

案由13:未按照规定对放射诊疗工作人员进行个人剂量监测、健康检查、建立个人剂量和健康档案。

(一) 适用依据

违反条款:《放射诊疗管理规定》第二十二

条、第二十三条；

处罚条款：《放射诊疗管理规定》第四十一条第（四）项。

(二) 处罚内容

由县级以上卫生行政部门给予警告，责令限期改正；并可处1万元以下的罚款。

案由14：发生放射事件并造成人员健康严重损害。

(一) 适用依据

违反条款：无；

处罚条款：《放射诊疗管理规定》第四十一条第（五）项。

(二) 处罚内容

由县级以上卫生行政部门给予警告，责令限期改正；并可处1万元以下的罚款。

发生放射事件指的是：

(1) 诊断放射性药物实际用量偏离处方剂量50%以上的；

(2) 放射治疗实际照射剂量偏离处方剂量25%以上的；

（3）人员误照或误用放射性药物的；

（4）放射性同位素丢失、被盗和受污染的；

（5）设备故障或人为失误引起的其他放射事件。

案由 15：发生放射事件未立即采取应急救援和控制措施或未按照规定及时报告。

（一）适用依据

违反条款：《放射诊疗管理规定》第三十一条、第三十二条第（一）项、第（二）项、第（三）项、第（四）项、第（五）项；

处罚条款：《放射诊疗管理规定》第四十一条第（六）项。

（二）处罚内容

由县级以上卫生行政部门给予警告，责令限期改正；并可处 1 万元以下的罚款。

案由 16：放射诊疗工作场所不符合国家标准、规定的要求。

（一）适用依据

违反条款：《放射诊疗管理规定》第六条第（二）项；

处罚条款:《放射诊疗管理规定》第四十一条第(七)项。

(二) 处罚内容

由县级以上卫生行政部门给予警告,责令限期改正;并可处 1 万元以下的罚款。

案由 17:未按规定使用辐射检测仪器。

(一) 适用依据

违反条款:《放射诊疗管理规定》第九条第(一)、(二)项;

处罚条款:《放射诊疗管理规定》第四十一条第(七)项。

(二) 处罚内容

由县级以上卫生行政部门给予警告,责令限期改正;并可处 1 万元以下的罚款。

案由 18:未按规定对放射诊疗设备和场所设置醒目的警示标志。

(一) 适用依据

违反条款:《放射诊疗管理规定》第十条第

（一）、（二）、（三）、（四）项；

处罚条款：《放射诊疗管理规定》第四十一条第（七）项。

（二）处罚内容

由县级以上卫生行政部门给予警告，责令限期改正；并可处 1 万元以下的罚款。

案由 19：未按规定配备专（兼）职的放射诊疗质量保证和安全防护管理人员。

（一）适用依据

违反条款：《放射诊疗管理规定》第十九条第（一）、（二）、（三）、（四）、（五）项；

处罚条款：《放射诊疗管理规定》第四十一条第（七）项。

（二）处罚内容

由县级以上卫生行政部门给予警告，责令限期改正；并可处 1 万元以下的罚款。

案由 20：放射诊疗工作场所辐射水平不符合规定或标准。

(一) 适用依据

违反条款：《放射诊疗管理规定》第二十一条第一款；

处罚条款：《放射诊疗管理规定》第四十一条第(七)项。

(二) 处罚内容

由县级以上卫生行政部门给予警告，责令限期改正；并可处1万元以下的罚款。

案由21：未按照规定对放射诊疗工作人员进行专业及防护知识培训。

(一) 适用依据

违反条款：《放射诊疗管理规定》第二十三条；

处罚条款：《放射诊疗管理规定》第四十一条第(七)项。

(二) 处罚内容

由县级以上卫生行政部门给予警告，责令限期改正；并可处1万元以下的罚款。

案由22：开展放射诊疗工作未遵守医疗照射

正当化或防护最优化原则,或未按规定开展放射诊疗质量保证或质量控制工作。

(一) 适用依据

违反条款:《放射诊疗管理规定》第二十四条,第二十五条,第二十六条第一款、第二款第(一)、(二)、(三)、(四)、(五)项,第二十七条,第二十八条第(一)、(二)、(三)、(四)、(五)、(六)项;

处罚条款:《放射诊疗管理规定》第四十一条第(七)项。

(二) 处罚内容

由县级以上卫生行政部门给予警告,责令限期改正;并可处1万元以下的罚款。

案由23:未按照规定管理放射性同位素或放射性废物。

(一) 适用依据

违反条款:《放射诊疗管理规定》第二十一条第二款、第三款,第二十九条,第三十条;

处罚条款:《放射诊疗管理规定》第四十一条第(七)项。

（二）处罚内容

由县级以上卫生行政部门给予警告，责令限期改正；并可处 1 万元以下的罚款。

案由 24：未按照规定办理放射工作人员证。

（一）适用依据

违反条款：《放射工作人员职业健康管理办法》第六条第一款；

处罚条款：《放射工作人员职业健康管理办法》第三十九条。

（二）处罚内容

由卫生行政部门责令限期改正，给予警告，并可处 3 万元以下的罚款。

课程五　放射卫生技术服务机构监督

一、放射卫生技术服务机构概述

放射卫生技术服务机构是指为医疗机构提供放射诊疗建设项目职业病危害放射防护评价、放射卫生防护检测，提供放射防护器材和含放射性产品检测、个人剂量监测等技术服务的机构。

(一) 法律渊源

《中华人民共和国职业病防治法》第二十六条第三款规定：职业病危害因素检测、评价由依法设立的取得国务院安全生产监督管理部门或者设区的市级以上地方人民政府安全生产监督管理部门按照职责分工给予资质认可的放射卫生技术服务机构进行。放射卫生技术服务机构所作检测、评价应当客观、真实；第八十七条规定：对医疗机构放射性职业病危害控制的监督管理，由卫生行政部门依照本法的规定实施。

医疗机构放射性职业病危害的控制需要依靠放射诊疗建设项目职业病危害评价、放射工作场所放射防护检测等技术服务手段予以保障，这是符合《职业病防治法》的规定的。卫生行政部门依据《职业病防治法》第八十七条的规定，对医疗机构放射性职业病危害控制开展全方位管理工作。2012年，卫生部颁布了《放射卫生技术服务机构管理办法》，一类特殊的放射卫生技术服务机构——"放射卫生技术服务机构"由此诞生。

（二）资质种类和服务范围

1. 放射诊疗建设项目职业病危害放射防护评价

（1）甲级资质。

取得甲级资质的放射卫生技术服务机构可以在其资质范围内对放射诊断、介入放射学、核医学、放射治疗等放射诊疗建设项目开展职业病危害放射防护预评价和控制效果评价。

（2）乙级资质。

取得乙级资质的放射卫生技术服务机构可以在其资质范围内对除立体定向放射治疗装置、质子治疗装置、重离子治疗装置、中子治疗装置、正电子发射计算机断层显像装置（PET）以外的放射诊断、介入放射学、核医学、放射治疗等放射诊疗建设项目开展职业病危害放射防护预评价和控制效果评价。

2. 放射防护器材和含放射性产品检测

（1）放射防护器材检测。

取得该资质的机构可以在其实验室能力范围内开展放射性防护器材的检测工作。

（2）含放射性产品检测。

取得该资质的机构可以在其实验室能力范围内开展含放射性产品的检测工作。

3. 放射卫生防护检测

取得放射卫生防护检测资质的机构可以在其资质范围内开展以下检测工作：

（1）放射诊疗设备性能检测。

X射线诊断类设备：诊断类普通X射线机、CR、DR、CT、DSA、乳腺摄影机；

放射治疗设备：X射线治疗机、γ后装治疗机、中子后装机、钴-60远距离治疗机、医用电子加速器、立体定向放射治疗装置；

核医学诊断设备：γ照相机、SPECT/SPECT-CT、PET/PET-CT。

（2）放射工作场所防护检测。

射线装置工作场所、密封源工作场所、非密封源工作场所。

4. 个人剂量监测

取得个人剂量监测资质的机构可以在其资质范围内开展 X、γ 射线、β 射线、中子射线等外照射个人剂量监测，或者开展内照射个人剂量监测。放射卫生技术服务机构资质仅限对医疗机构放射工作人员的个人剂量监测服务，如果机构要向非医用辐射单位开展个人剂量监测，应根据其他行政部门的要求取得相应资质。

(三) 资质认证

1. 认证部门

根据卫生部《放射卫生技术服务机构管理办法》的规定，卫生部负责放射诊疗建设项目职业病危害放射防护评价(甲级)资质、放射防护器材和含放射性产品检测资质的审定；省级卫生行政部门负责放射诊疗建设项目职业病危害放射防护评价(乙级)资质、放射卫生防护检测资质和个人剂量监测资质的审定；放射诊疗建设项目职业病危害放射防护评价资质(甲级、乙级)中包含放射卫生防护检测项目和(或)个人剂量监测项目的，不必再单独申请放射卫生防护检测资质和(或)个人剂量监测资质。

根据国家卫生计生委《国家卫生计生委关于

下放放射防护器材和含放射性产品检测机构、医疗机构放射性危害评价(甲级)机构行政审批项目的公告》的要求,目前放射诊疗建设项目职业病危害放射防护评价(甲级)资质、放射防护器材和含放射性产品检测资质由省级人民政府卫生计生行政部门负责审定。

根据上海市卫生局《关于做好卫生部〈放射卫生技术服务机构管理办法〉实施工作的通知》的规定,原则上不接受技术服务机构单独申请上海市个人剂量监测资质。

2. 资质基本条件

(1)专业技术人员。

放射卫生技术服务机构配备的专业技术人员至少需要符合下表条件,方能开展技术服务工作。(表见 P164)

(2)仪器设备。

放射卫生技术服务机构配备的仪器设备至少需要符合以下条件,方能开展技术服务工作:

① 项目名称后带"＊"者为重点检测项目。(项目表见 P165)

② 放射诊疗建设项目职业病危害放射防护。评价甲级资质的机构,应具备 80% 以上重点检测项目的设备条件,并且必须具备开展 γ 刀、X 刀与 PET(含 PET - CT)检测的设备条件;

		评价甲级	评价乙级	放射防护器材和含放射性产品检测	放射防护检测	个人剂量监测
技术负责人	高级职称	—	从事相关专业工作5年以上，未在其他放射卫生技术服务机构中任职	从事相关专业工作5年以上，未在其他放射卫生技术服务机构中任职	—	—
	中级职称	—	—	—	从事相关专业工作3年以上，未在其他放射卫生技术服务机构中任职	从事相关专业工作3年以上，未在其他放射卫生技术服务机构中任职
专业技术人员	总数	≥10人	≥5人	≥7人	≥5人	≥3人
	高级职称	≥3人	≥3人	≥2人	—	—
	中级以上职称	≥总人数的60%		≥总人数的40%	≥2人	

项目名称		仪器设备
放射诊疗设备性能检测	诊断X射线机设备性能检测(不包括CT机、DSA、乳腺摄影)*	X射线剂量仪 数字式X射线曝光时间测量仪 千伏(kVp)测量仪 性能检测模体/工具
	CR、DR性能检测*	X射线剂量仪 数字式X射线曝光时间测量仪 千伏(kVp)测量仪 性能检测模体
	X射线CT机设备性能检测*	CT剂量仪/专用电离室 性能检测模体 头部剂量模体 体部剂量模体
	X射线数字减影装置设备性能检测(DSA)*	X射线剂量仪 数字式X射线曝光时间测量仪 千伏(kVp)测量仪 DSA性能检测模体 X射线质控检测工具
	乳腺摄影机设备性能检测*	乳腺摄影剂量仪 数字式乳腺X射线曝光时间测量仪 乳腺X射线kVp测量仪 乳腺摄影性能检测模体
	钴-60治疗机、后装治疗机等设备性能检测*	放疗剂量仪/电离室 标准充水模体 热释光测量装置
	医用加速器设备性能检测*	放疗剂量仪/电离室 扫描水箱(甲级应具备三维扫描水箱) 中子剂量仪 其他相关检测设备

项 目 名 称	仪 器 设 备
放射诊疗设备性能检测 γ 刀与 X 刀设备性能检测 *	放疗剂量仪 灵敏体积小于 $0.1\ cm^3$ 的电离室 专用模体 低感光度胶片 胶片扫描仪和专用分析软件
核医学设备(SPECT、PET、γ 照相机)性能检测 *	SPECT 性能测试模体 PET 性能测试模体
放射诊疗场所检测 放射诊疗工作场所放射防护检测(不包括核医学工作场所)*	X、γ 射线测量仪 环境 X、γ 剂量率仪 中子剂量仪△
核医学工作场所放射防护检测 *	X、γ 射线测量仪 环境 X、γ 剂量率仪 α、β 表面污染监测仪 空气取样装置△ 低本底 α、β 测量仪△
个人剂量监测 X、γ、β 外照射个人剂量监测 *	热释光剂量仪或其他测读装置 热释光剂量计或其他剂量计元件 退火装置或其他测读附属装置 数据处理计算机系统 剂量计元件照射系统(可共享)△
中子个人剂量监测	中子个人剂量监测元件(径迹片) 显微镜或其他测读装置 水浴锅及其他蚀刻装置 数据处理计算机系统 或者具有: 热释光剂量仪

项 目 名 称		仪 器 设 备
个人剂量监测	中子个人剂量监测	中子个人剂量监测用热释光剂量计 退火装置 数据处理计算机系统
	内照射个人剂量监测	体外测量谱仪(可共享) 低本底 α、β 测量仪 低本底 α 能谱仪(可共享) 低本底液闪测量仪(可共享) 样品灰化等处理装置 内照射监测必需的其他仪器
检测	放射防护器材检测	专用 X 射线机 X 射线剂量仪 标准铅片 分光光度计 铅玻璃检测箱 测厚仪 硬度计 拉力计
	含放射性产品检测	空气取样装置 低本底 α、β 测量仪 γ 能谱仪 环境 X、γ 剂量率仪 灰化装置 固体径迹探测元件 元件测读装置 氡测量仪

③ 放射诊疗建设项目职业病危害放射防护评价乙级资质的机构,应具备 7 项以上重点检测项目的设备条件["放射诊疗工作场所放射防护检

测(不包括核医学工作场所)""X、γ、β外照射个人剂量监测"两项检测项目为必备项];

④ 检测仪器后带"△"者为放射卫生防护检测资质的非必备项。

（3）工作场所。

放射卫生技术服务机构的工作场所应当符合以下要求：

① 检测实验室具有良好的内务管理，整洁有序。检测仪器放置合理，便于操作，并配有必要的防污染、防火、防盗、控制进入等安全设备及相关措施；

② 有质量管理体系文件，并严格按照文件开展质量控制工作；

③ 放射性物质检测场所，应当符合放射卫生有关法规、规章和标准的要求。有使用放射性标准源或标准物质控制检测质量的措施；有参与实验室间检测能力验证活动的记录；

④ 检测方法采用国家、行业或地方规定的方法或标准。应有检测方法细则、仪器操作规程、样品管理程序和数据处理规则等作业指导文件；

⑤ 为检验样品建立唯一识别系统和状态标识。编制有关样品采集、接收、流转、保存和安全处置的书面程序；

⑥ 放射性样品应当与其他样品分开存放，专

人保管。废弃的放射性样品和其他放射性废物应当按照有关规定处理。处理非密封型放射性同位素的实验室应当有通风设备,地面、实验台应便于去除放射性污染;

⑦ 原始记录和检测报告应当按照各自的要求,包含有足够的信息,并且按照有关规定书写、更改、审核、签章、分发和保存。

(四) 质量体系

放射卫生技术服务机构应在其提供的技术支撑中,保证提供的数据、得出的结论科学、准确、可信、公正,满足政府执法、医疗机构放射性职业病危害控制、放射工作人员合法权益保护的需求和社会的需求。建立、健全放射卫生技术服务质量保证体系,完善各项规章制度、工作程序、工作规范和技术考核标准,落实岗位责任制是其根本保证。

1. 质量体系要素

质量体系是为实施质量管理而建立的。为了实现质量方针和目标,质量体系必须对所有影响质量的活动进行规划和控制。在质量体系中对质量活动的规范和控制称之为质量体系要素。

质量体系中各项质量活动贯彻在整个放射卫生技术服务的全过程,也就是说,质量体系是由一系列相互关联、相互作用的要素构成。要保证质量方针和质量目标的实施,就要对技术服务中影响质量的活动进行控制,制定程序化的文件加以规范。

2. 质量体系的构成

质量体系是为实施质量管理的组织机构、程序、职责、过程和资源。这实际上包括硬件和软件两大部分。硬件指放射卫生技术服务机构必须具备相应的、符合要求的仪器设备、工作场所和办公设施、合格人员等资源,形成与其相适应的组织机构、职责明确的各执行部门、合理科学的工作程序和标准方法、运行高效协调的有机整体。软件指通过采用管理评审、内外部审核、年检和抽检等方式,不断地完善质量体系。

(1)职能划分。

质量体系内各有关部门的职能按其性质大体可划分为组织指导职能、计划职能、协调职能、执行职能、监控职能、保障职能、审核职能和制约职能等。在确定部门质量职能时往往不是单一职能,故必须对其主、次职能给予明确。

质量管理部门(Quality Assurance Unit, QAU)指放射卫生技术服务机构内负责保证其各项工作符合内部质量管理规范要求的部门或组织。

有了良好的实施方案和各种具体操作规程

（Standard Operating Procedures，SOP），并不一定能保证有高质量的试验结果。因为在实施方案的制定和实施进行的各个环节中，由于人为的疏忽，或由于个人的习惯或惰性等因素，难免会发生一些错误、遗漏或不当之处。例如，所制定的实施方案不一定完全符合内部质量管理规范的要求；某些具体操作不一定完全能够准确地执行相应的 SOP；原始记录、统计计算错误；检验报告书写或打印错误等。如果没有一套行之有效的质量保证体系，则无法保证试验结果的真实可靠性。因此，为了能够保证各种实验工作的质量和客观性、可靠性，并使其能够严格地达到内部质量管理规范的有关要求，放射卫生技术服务机构必须建立独立的 QAU，对技术服务的全过程进行审查和检查，以确保实验设施、设备、人员、各种实施操作和业务管理等符合内部质量管理规范的规定。因此，建立 QAU 和培养 QAU 人员，是贯彻执行内部质量管理规范和确保技术服务质量的关键环节。质量保证部门，其人员的数量根据其服务机构的技术服务规模和范围而定。

QAU 的主要是对质量体系由下进行实时管理和监控，承担质量信息反馈等协调职能。

① 对服务项目过程的核查：包括对实验操作

现场(实验条件、实验方案和主要操作环节)的核查,以及对原始记录、数据、报告书和档案的审核等。

对每项服务项目实施检查和监督时,应根据其内容和持续时间制定检查和审核计划,并详细记录检查的内容、存在的问题、采取的措施等。同时应在记录上签名并妥善保存以备查。

② 一般性检查及报告:包括对实验室和动物饲养设施、设备、仪器和实际管理状态的检查;对原始数据、资料档案管理情况的检查;对检验人员的检查及考核;对有关组织和系统的运行情况及其记录的检查等。此类检查应包括定期的(常规性)检查及不定期的抽查。检查后应及时向机构负责人和项目负责人报告检查发现的问题,提出解决问题的建议,并写出检查报告。

③ 保存本机构的各类工作计划表、实验方案和总结报告的副本。

④ 参与 SOP 的制定,并保存 SOP 的副本。

业务部门主要为执行服务任务提供评价和检测报告,负有对保障部门、综合管理部门工作质量反馈的责任即制约职能。从系统观点考虑,在划分职责时,既要明确不含糊,又要提倡相互协调和相互制约,这样才能使体系的整体功能得以充分发挥。

（2）程序。

程序是为实施某项活动所规定的一种方法。这种方法不是单纯为技术服务工作设立的"流程""顺序"，而是为完成某项具体工作所需要遵循的规定。主要规定它的目的范围、应做什么事、由谁来做、如何做、什么时间实施、如何控制和记录以及采用什么手段（材料、设备和文件等方面）；也就是通常所说的"5W1H"（What，Who，When，Where，Why，How），即何事、何人、何时、何处、为什么和如何控制。

程序是用来规范全体工作人员各项活动的，是为了保证各项活动做到协调一致。要特别说明的是，作为规范性文件，必须符合国家和地方的有关政策和法律、规章、技术规范和标准，并与其保持一致。

① 科学性：程序文件作为放射卫生技术服务机构各项活动的规范性文件，它必须符合投入与产出活动的客观规律，在建立程序文件时，应遵循实事求是的原则，不要简单地照搬其他文件，应按其客观的现实加以合理规范，既反映自身的个性，又要做到有效可行。一般来说，程序性文件内容应该准确、全面、统一，不能模棱两可，更不允许有相互矛盾的地方。

② 强制性：程序性文件作为放射卫生技术服务机构客观工作的反映，就必然对其人员具有很

强的约束力,任何涉及某一工作领域的人员均不能违反相应的程序。为此,程序性文件就具有权威性。程序性文件的制定、批准、发布有一定的程序,要使全体人员明白和了解。对涉及不同领域的人员要进行与其工作相关程序文件的培训,以使其遵守执行。

③ 相对稳定性:程序性文件一经批准和实施,在一定的时间内应保持相对的稳定,不要朝令夕改。环境条件没有变动时,保持程序性文件的相对稳定,对保证放射卫生技术服务机构工作的稳定性有着很大的作用。一个为大家所熟悉和熟练掌握的工作程序,对内部或外部的稳定与协作配合,保证质量方针、目标的贯彻、执行,将起到非常有利的作用。当然,若环境发生变化时,个性程序文件的修订补充还是十分必要的。但要注意,一定要"先立后破",不能"先破后立"或出现"真空现象"。

放射卫生技术服务机构各项活动的质量是通过规范各项活动所采用的途径、方法来实现的。控制活动的有效途径和方法与制定书面形式程序是分不开的。因此,应对所有影响"报告"的活动(间接或直接)规定相应的程序。

(3) 职责。

明确规定各个有关部门和相关人员的岗位责

任，在质量体系、技术服务工作中应承担的义务和责任，以及在服务工作中失误应负有的责任；各项职责应明确。

（4）过程。

过程是将输入转换成输出的一组彼此相关的资源和活动。任何一个过程都有输入和输出，输入是实施过程的基础，输出是完成过程的结果。既然是彼此相关的资源活动，所以过程又包含价值的转换，其价值的来源就是过程投入的资源和活动所应产生的结果。

（5）资源。

资源包括人员、设备、设施、资金、技术和方法，是质量体系的硬件。为了实施放射卫生技术服务机构的质量方针，达到质量目标，有关部门应采取有效措施，提供适宜的资源，以确保各类从事放射卫生技术服务人员工作能力适应和满足工作的需要，使仪器设备得到正常维护，并能根据开展放射卫生技术服务工作的需要更新、添置必要的仪器设备和设施，以及对新标准、规范和方法进行研究。

3. 质量体系的特性

（1）系统性。

放射卫生技术服务机构建立的质量体系目的是实施质量管理，所以在制定放射卫生技术服务质量体系时，要根据自身的需要确定其体系要素，在建立质量体系时必须树立系统的观念,使质量活动中的各个方面综合起来形成一个完整的系统。质量体系各要素之间不是简单的集合,而是具有一定相互依赖、相互配合、相互促进和相互制约的关系,只有形成了具有一定活动规律的有机整体,才能确保其质量方针和目标的实现。

(2) 全面性。

放射卫生技术服务机构质量体系应对各项活动进行有效的控制,对出具的评价、检测报告的质量和结论,进行全过程、全要素、全方位(硬件、软件、物资、人员、报告质量、工作质量)的控制。

(3) 有效性。

放射卫生技术服务机构质量体系的有效性,体现在质量体系应能减少、消除和预防质量缺陷的产生,一旦出现质量缺陷时,能及时发现和迅速纠正并使各项质量活动都处于受控状态。只有这样才能体现质量体系要素和功能上的有效性。

(4) 适应性。

要随着所处内外环境的变化和发展对质量体系进行及时的修订补充,以适应环境变化的需求。

(五) 质量管理

1. 组织

放射卫生技术服务机构是基于实验室而存在

的一种特殊身份。

实验室或其所在组织应是一个能够承担法律责任的实体。实验室有责任确保所从事检测和校准活动符合本标准的要求，并能满足客户、监管机构或对其提供承认的组织的需求。实验室的管理体系应覆盖实验室在固定设施内、离开其固定设施的场所，或在相关的临时或移动设施中进行的工作。如果实验室所在的组织还从事检测和（或）校准以外的活动，为识别潜在利益冲突，应规定该组织中参与检测和（或）校准活动，或对检测和（或）校准活动有影响的关键人员的职责。需要特别注意两点：第一，如果实验室是某个较大组织的一部分，该组织的设置应当使有利益冲突的部门，如生产、经营或财务部门，不对实验室满足本标准的要求产生不良影响。第二，如果实验室希望作为第三方实验室得到承认，实验室应要证明其公正性，并能证明实验室及其员工不受任何不正当的商业、财务和其他可能影响其技术判断的压力。第三方检测或校准实验室不应当从事任何可能损害其判断独立性和检测或校准诚信度的活动。

实验室应有管理人员和技术人员，不论他们的其他责任，他们应具有所需的权力和资源来履行包括实施、保持和改进管理体系的职责，识别管理体系或检测和(或)校准程序的偏离,以及采取措施预防或减少这些偏离;有措施确保其管理层和员工不受任何来自内外部的不正当的商业、财务和其他对工作质量有不良影响的压力和影响;有保护客户的机密信息和所有权的政策和程序,包括电子存储和传输结果的保护程序;有政策和程序以避免参与任何会降低其在能力、公正性、判断力或运作诚实性方面的可信度的活动;确定实验室的组织和管理结构、其在母体组织中的地位,以及质量管理、技术运作和支持服务之间的关系;规定对检测和(或)校准质量有影响的所有管理、操作和核查人员的职责、权力和相互关系;由熟悉各项检测和(或)校准的方法、程序、目的和结果评价的人员,对检测和校准人员包括在培员工,进行充分地监督;有技术管理者,全面负责技术运作和提供确保实验室运作质量所需的资源;指定一名员工作为质量主管(不论如何称谓),不论其他职责,应赋予其在任何时候都能确保与质量有关的管理体系得到实施和遵循的责任和权力。质量主管应有直接渠道接触决定实验室政策或资源的最高管理者;指定关键管理人员的代理人(一个人可能有多项职能);确保实验室人员理解他们活动的相关性和重要性,以及如何为实现管理体系目标做出贡献。最高管理者应确保在实验室内部建立适宜的沟通机制并就管理体系有效性的事宜进行沟通。

2. 管理体系

实验室应建立、实施和保持与其活动范围相适应的管理体系。实验室应将其政策、制度、计划、程序和指导书形成文件。文件化的程度应保证实验室检测和(或)校准结果的质量。体系文件应传达至有关人员,并被其理解、获取和执行。

实验室管理体系中与质量有关的政策,包括质量方针声明,应在质量手册(不论如何称谓)中阐明。应制定总体目标并在管理评审时加以评审。质量方针声明应在最高管理者的授权下发布,至少包括下列内容:

(1)实验室管理者对良好职业行为和为客户提供检测和校准服务质量的承诺;

(2)管理者关于实验室服务标准的声明;

(3)与质量有关的管理体系的目的;

(4)要求实验室所有与检测和校准活动有关的人员熟悉质量文件,并在工作中执行政策和程序;

(5)实验室管理者对遵守本标准及持续改进管理体系有效性的承诺。

质量方针声明应当简明,可包括应始终按照声明的方法和客户的要求来进行检测和(或)校准的要求。当检测和(或)校准实验室是某个较大组织的一部分时,某些质量方针要素可以列于其他文件之中。

最高管理者应提供建立和实施管理体系以及持续改进其有效性承诺的证据,应将满足客户要求和法定要求的重要性传达到本组织。质量手册应包括或指明含技术程序在内的支持性程序,并概述管理体系中所用文件的架构。质量手册中应规定技术管理者和质量主管的作用和责任,包括确保遵守本标准的责任。当策划和实施管理体系的变更时,最高管理者应确保保持管理体系的完整性。

3. 文件控制

(1) 总则。

实验室应建立和保持程序来控制构成其管理体系的所有文件(内部制订或来自外部的),诸如法规、标准、其他规范化文件、检测和(或)校准方法,以及图纸、软件、规范、指导书和手册。"文件"可以是方针声明、程序、规范、校准表格、图表、教科书、张贴品、通知、备忘录、软件、图纸、计划等。这些文件可能承载在各种载体上,可以是硬拷贝或是电子媒体,并且可以是数字的、模拟的、图片的或书面的形式。

(2) 文件的批准和发布。

发放给实验室人员的所有管理体系文件,在

发布之前应由授权人员审查并批准使用。实验室应建立识别管理体系中文件当前的修订状态和分发的控制清单或等效的文件控制程序，并使之易于获取，以防止使用无效和（或）作废的文件。文件控制程序应确保：

① 在对实验室有效运作起重要作用的所有作业场所都能得到相应文件的授权版本；

② 定期审查文件，必要时进行修订，以确保其持续适用并满足使用要求；

③ 及时地从所有使用或发布处撤除无效或作废文件，或用其他方法保证防止误用；

④ 出于法律或知识保存目的而保留的作废文件，应有适当的标记。

实验室制订的管理体系文件应有唯一性标识。该标识应包括发布日期和（或）修订标识、页码、总页数或表示文件结束的标记和发布机构。

（3）文件变更。

除非另有特别指定，文件的变更应由原审查责任人进行审查和批准。被指定的人员应获得进行审查和批准所依据的有关背景资料。若可行，更改的或新的内容应在文件或适当的附件中标明。如果实验室的文件控制系统允许在文件再版之前对文件进行手写修改，则应确定修改的程序和权限。修改之处应有清晰的标注、签名缩写并注明日期。修订的文件应尽快地正式发布。应制订程序来描述如何更改和控制保存在计算机系统中的文件。

4. 要求、标书和合同的评审

实验室应建立和保持评审客户要求、标书和合同的程序。这些为签订检测和(或)校准合同而进行评审的政策和程序应确保：第一，对包括所用方法在内的要求应予以充分规定，形成文件，并易于理解；第二，实验室有能力和资源满足这些要求；第三，选择适当的、能满足客户要求的检测和(或)校准方法。

客户的要求或标书与合同之间的任何差异，应在工作开始之前得到解决。每项合同应被实验室和客户双方接受。对要求、标书和合同的评审应当以可行和有效的方式进行，并考虑财务、法律和时间安排的影响。对内部客户，要求、标书和合同的评审可以简化方式进行。对实验室能力的评审，应当证实实验室具备了必要的物力、人力和信息资源，且实验室人员对所从事的检测和(或)校准具有必要的技能和专业技术。该评审也可包括以前参加的实验室间比对或能力验证的结果和(或)为确定测量不确定度、检出限、置信限等而使用的已知值样品或物品所做的试验性检测或校准计划的结果。合同可以是为客户提供检测和(或)

校准服务的任何书面的或口头的协议。

应保存包括任何重大变化在内的评审的记录。在执行合同期间,就客户的要求或工作结果与客户进行讨论的有关记录,也应予以保存。对例行和其他简单任务的评审,由实验室中负责合同工作的人员注明日期并加以标识(如签名缩写)即可。对于重复性的例行工作,如果客户要求不变,仅需在初期调查阶段,或在与客户的总协议下对持续进行的例行工作合同批准时进行评审。对于新的、复杂的或先进的检测和(或)校准任务,则应当保存更为全面的记录。评审的内容应包括被实验室分包出去的任何工作。对合同的任何偏离均应通知客户。工作开始后如果需要修改合同,应重复进行同样的合同评审过程,并将所有修改内容通知所有受到影响的人员。

5. 检测和校准的分包

实验室由于未预料的原因(如工作量、需要更多专业技术或暂时不具备能力)或持续性的原因(如通过长期分包、代理或特殊协议)需将工作分包时,应分包给有能力的分包方,例如按照本标准开展所承担分包工作的分包方。实验室应将分包安排以书面形式通知客户,适当时应得到客户的准许,最好是书面的同意。实验室应就分包方的工作对客户负责,由客户或法定管理机构指定的分包方除外。实验室应保存检测和(或)校准中使用的所有分包方的登记表,并保存其有关工作符合本标准的证明记录。

6. 服务和供应品的采购

实验室应有选择和购买对检测和(或)校准质量有影响的服务和供应品的政策和程序。还应有与检测和校准有关的试剂和消耗材料的购买、接收和存储的程序。

实验室应确保所购买的、影响检测和(或)校准质量的供应品、试剂和消耗材料,只有在经检验或以其他方式验证了符合有关检测和(或)校准方法中规定的标准规范或要求之后才投入使用。所使用的服务和供应品应符合规定的要求。应保存所采取的符合性检查活动的记录。

影响实验室输出质量的物品的采购文件,应包含描述所购服务和供应品的信息。这些采购文件在发出之前,其技术内容应经过审查和批准。该描述可包括型式、类别、等级、准确的标识、规格、图纸、检验说明,以及包括检测结果批准、质量要求和进行这些工作所依据的管理体系标准在内的其他技术信息。

实验室应对影响检测和校准质量的重要消耗品、供应品和服务的供应商进行评价,并保存这些评价的记录和获批准的供应商名单。

7. 服务客户

在确保为其他客户保密的前提下，实验室在明确客户要求和允许客户监视其相关工作表现方面应积极与客户或其代表合作。这种合作可包括：第一，允许客户或其代表合理进入实验室的相关区域直接观察为其进行的检测和（或）校准；第二，客户出于验证目的所需的检测和（或）校准物品的准备、包装和发送。客户非常重视与实验室保持技术方面的良好沟通并获得建议和指导，以及根据结果得出的意见和解释。实验室在整个工作过程中，应当与客户尤其是大宗业务的客户保持沟通。实验室应当将检测和（或）校准过程中的任何延误或主要偏离通知客户。

实验室应向客户征求反馈，无论是正面的还是负面的。应分析和利用这些反馈，以改进管理体系、检测和校准活动及客户服务。反馈的类型示例包括：客户满意度调查、与客户一起评价检测或校准报告。

8. 不符合检测和（或）校准工作的控制

在检测和（或）校准工作的任何方面，或该工作的结果不符合其程序或与客户达成一致的要求时，实验室应实施既定的政策和程序。该政策和程序应确保：

（1）确定对不符合工作进行管理的责任和权

力,规定当识别出不符合工作时所采取的措施(包括必要时暂停工作、扣发检测报告和校准证书);

(2) 对不符合工作的严重性进行评价;

(3) 立即进行纠正,同时对不符合工作的可接受性作出决定;

(4) 必要时,通知客户并取消工作;

(5) 规定批准恢复工作的职责。

对管理体系或检测和(或)校准活动的不符合工作或问题的识别,可能发生在管理体系和技术运作的各个环节,例如客户投诉、质量控制、仪器校准、消耗材料的核查、对员工的考察或监督、检测报告和校准证书的核查、管理评审和内部或外部审核。

当评价表明不符合工作可能再度发生,或对实验室的运作与其政策和程序的符合性产生怀疑时,应立即执行纠正措施程序。

9. 改进

实验室应通过利用质量方针、质量目标、审核结果、数据分析、纠正措施、预防措施和管理评审来持续改进管理体系的有效性。

10. 纠正措施

(1) 总则。

实验室应制定政策和程序并规定相应的权力,以便在识别出不符合工作和对管理体系或技术运作中的政策和程序的偏离后实施纠正措施。

实验室管理体系或技术运作中的问题可以通过各种活动来识别,例如不符合工作的控制、内部或外部审核、管理评审、客户的反馈或员工的观察。

（2）原因分析。

纠正措施程序应从确定问题根本原因的调查开始。

原因分析是纠正措施程序中最关键有时也是最困难的部分。根本原因通常并不明显,因此需要仔细分析产生问题的所有潜在原因。潜在原因可包括:客户要求、样品、样品规格、方法和程序、员工的技能和培训、消耗品、设备及其校准。

（3）纠正措施的选择和实施。

需要采取纠正措施时,实验室应识别出各项可能的纠正措施,并选择和实施最可能消除问题和防止问题再次发生的措施。纠正措施应与问题的严重程度和风险大小相适应。实验室应将纠正措施所导致的任何变更制定成文件并加以实施。

（4）纠正措施的监控。

实验室应对纠正措施的结果进行监控,以确保所采取的纠正措施是有效的。

（5）附加审核。

当对不符合或偏离的识别,导致对实验室符

合其政策和程序或符合本标准产生怀疑时,实验室应尽快依据有关规定对相关活动区域进行审核。附加审核常在纠正措施实施后进行,以确定纠正措施的有效性;仅在识别出问题严重或对业务有危害时,才有必要进行附加审核。

11. 预防措施

应识别技术方面和管理体系方面所需的改进和潜在不符合的原因。当识别出改进机会或需采取预防措施时,应制定措施计划并加以实施和监控,以减少这类不符合情况发生的可能性并改进。

预防措施程序应包括措施的启动和控制,以确保其有效性。预防措施是事先主动识别改进机会的过程,而不是对已发现问题或投诉的反应。除对运作程序进行评审之外,预防措施还可能涉及数据分析,包括趋势和风险分析以及能力验证结果。

12. 投诉

实验室应有政策和程序处理来自客户或其他方面的投诉。应保存所有投诉的记录以及实验室针对投诉所开展的调查和纠正措施的记录。

13. 记录的控制

(1) 总则。

实验室应建立和保持识别、收集、索引、存取、存档、存放、维护和清理质量记录和技术记录的程序。质量记录应包括内部审核报告和管理评审报告以及纠正措施和预防措施的记录。

所有记录应清晰明了,并以便于存取的方式存放和保存在具有防止损坏、变质、丢失的适宜环境的设施中。应规定记录的保存期。记录可存于任何媒体上,如硬拷贝或电子媒体。所有记录应予以安全保护和保密。实验室应有程序来保护和备份以电子形式存储的记录,并防止未经授权的侵入或修改。

(2)技术记录。

实验室应将原始观察、导出数据和建立审核路径的足够信息的记录、校准记录、员工记录以及发出的每份检测报告或校准证书的副本按规定的时间保存。每项检测或校准的记录应包含足够的信息,以便在可能时识别不确定度的影响因素,并确保该检测或校准在尽可能接近原条件的情况下能够复现。记录应包括负责抽样的人员、每项检测和(或)校准的操作人员和结果校核人员的标识。

在某些领域,保留所有的原始观察记录也许是不可能或不实际的。技术记录是进行检测和(或)校准所得数据和信息的累积,它们表明检测和(或)校准是否达到了规定的质量或过程参数。技术记录可包括表格、合同、工作单、工作手册、核查表、工作笔记、控制图、外部和内部的检测报告及校准证书、客户信函、文件和反馈。

观察结果、数据和计算应在产生的当时予以记录，并能按照特定任务分类识别。

当记录中出现错误时，每一错误应划改，不可擦涂掉，以免字迹模糊或消失，并将正确值填写在其旁边。对记录的所有改动应有改动人的签名或签名缩写。对电子存储的记录也应采取同等措施，以避免原始数据的丢失或改动。

14. 内部审核

实验室应根据预定的日程表和程序，定期地对其活动进行内部审核，以验证其运作持续符合管理体系和本标准的要求。内部审核计划应涉及管理体系的全部要素，包括检测和(或)校准活动。质量主管负责按照日程表的要求和管理层的需要策划和组织内部审核。审核应由经过培训和具备资格的人员来执行，只要资源允许，审核人员应独立于被审核的活动。内部审核的周期通常应当为一年。

当审核中发现的问题导致对运作的有效性，或对实验室检测和(或)校准结果的正确性或有效性产生怀疑时，实验室应及时采取纠正措施。如果调查表明实验室的结果可能已受影响，应书面通知客户。

审核活动的领域、审核发现的情况和因此采取的纠正措施,应予以记录。

跟踪审核活动应验证和记录纠正措施的实施情况及有效性。

15. 管理评审

实验室的最高管理者应根据预定的日程表和程序,定期地对实验室的管理体系和检测和(或)校准活动进行评审,以确保其持续适用和有效,并进行必要的变更或改进。评审应考虑到:

——政策和程序的适用性;

——管理和监督人员的报告;

——近期内部审核的结果;

——纠正措施和预防措施;

——由外部机构进行的评审;

——实验室间比对或能力验证的结果;

——工作量和工作类型的变化;

——客户反馈;

——投诉;

——改进的建议;

——其他相关因素,如质量控制活动、资源以及员工培训。

管理评审的典型周期为 12 个月。评审结果应当输入实验室策划系统,并包括下年度的目的、目标和活动计划。管理评审包括对日常管理会议中有关议题的研究。

应记录管理评审中的发现和由此采取的措施。管理者应确保这些措施在适当和约定的时限内得到实施。

参考文献

[1]　卫生部卫生法制与监督司、中国疾病预防控制中心职业卫生与中毒控制所.建设项目职业病危害评价[M].北京：中国人口出版社,2003.

二、放射卫生技术服务
机构监督内容

(一) 监督目的

通过监督检查,规范放射卫生技术服务机构工作,加强放射卫生技术服务机构的管理,保障医疗机构放射性职业病危害得以控制,预防放射事件发生。

(二) 监督对象

从事放射卫生技术服务的机构。

(三) 监督依据

依据《中华人民共和国职业病防治法》《卫生

部关于印发〈放射卫生技术服务机构管理办法〉等文件的通知》(卫监督发〔2012〕25号)等。

(四) 监督检查要点

(1) 检查机构的资质,从事放射卫生技术服务工作的机构,必须取得放射卫生技术服务资质证书;

(2) 检查机构的专业技术人员及仪器设备的配备情况;

(3) 现场检查机构的工作场所情况;

(4) 检查机构的质量管理体系运转情况;

(5) 检查机构是否在《放射卫生技术服务资质证书》批准的范围内开展技术服务工作;

(6) 检查机构是否按照国家有关法律、法规、技术规范和标准的要求开展放射卫生技术服务工作;

(7) 检查机构出具的"放射诊疗建设项目职业病危害放射防护预评价报告""放射诊疗建设项目职业病危害放射防护控制效果评价报告"和"放射防护检测报告"的所有相关内容是否真实并符合规范。

(五) 监督检查方法

(1) 对放射卫生技术服务机构的监督检查可能由几种原因触发:

①　日常监督检查、许可后监督检查或专项监督检查等常规的主动监督检查。这类检查通常直接到放射卫生技术服务机构的实验室所在地开展；

②　由于社会举报放射卫生技术服务机构有违法或不规范开展放射卫生技术服务工作等情况而触发的被动监督检查。这类检查除了到放射卫生技术服务机构的实验室所在地开展外，有可能要在放射卫生技术服务工作的实施现场进行调查取证，如医疗机构检测现场。

（2）监督员在对从事放射卫生技术服务工作的机构检查时，应查验其是否具有放射卫生技术服务资质证书；其放射卫生技术服务资质证书中载明的单位名称、法定代表人、地址、技术服务范围、有效期限等与实际技术服务工作情况是否基本吻合。

（3）现场检查放射卫生技术服务专业技术人员档案。核对人员名单中所列专业技术人员的相关资料，主要有：职称证明、雇佣证明、放射卫生技术服务专业培训合格证明等。核查档案体现的人员配置是否符合本课程第一章规定的各种技术服务范围需要配置的专业技术人员的最低要求。在一些医疗机构查到的开展现场检测的专业技术人员，可以在此时核对其信息是否真实。

（4）现场检查放射卫生技术服务机构检测仪器存放地点,主要核查在用检测仪器设备的配置情况是否符合本课程第一章规定的各种技术服务范围需要配置的检测仪器的最低要求。检查在用检测仪器设备的档案,核查是否按照国家计量有关规定开展计量检定、校准等工作。现场可以抽查开展现场检测的专业技术人员操作在用的检测仪器设备。

（5）检查开展放射卫生技术服务的机构有无固定的办公场所和从事相应技术服务的工作场所;检查技术服务机构的工作条件能否满足样品采集、接收、流转、保存、检测和安全处置的需求;检查实验室有无良好的内务管理并符合理化检验实验室的建设要求;检查放射性检测场所是否符合放射卫生有关要求。

（6）现场抽取机构"放射卫生技术服务质量手册""放射卫生技术服务程序文件"和"放射卫生技术服务操作手册",核对是否建立了以下制度:

① 放射诊疗建设项目职业病危害放射防护评价、放射卫生防护检测、个人剂量监测、放射防护器材和含放射性产品检测工作组织结构;

② 放射诊疗建设项目职业病危害放射防护评价、放射卫生防护检测、个人剂量监测、放射防护器材和含放射性产品检测工作质量方针、质量

目标；

③ 放射诊疗建设项目职业病危害放射防护评价、放射卫生防护检测、个人剂量监测、放射防护器材和含放射性产品检测工作部门及相关部门职责、权限和行为准则；

④ 合同评审程序；

⑤ 放射诊疗建设项目职业病危害放射防护评价、放射卫生防护检测、个人剂量监测、放射防护器材和含放射性产品检测报告编制、工作运行、质量跟踪、资料管理、报告纠正等程序；

⑥ 放射诊疗建设项目职业病危害放射防护评价、放射卫生防护检测、个人剂量监测、放射防护器材和含放射性产品检测过程质量控制、文件资料管理、人员培训考核、保密、质量申诉处理等制度；

⑦ 放射诊疗建设项目职业病危害放射防护评价、放射卫生防护检测、个人剂量监测、放射防护器材和含放射性产品检测有关人员职责和行为准则；

(7) 现场抽取机构的放射卫生技术服务工作档案与其放射卫生技术服务资质证书中的批准范围核对，检查有无超资质开展放射卫生技术服务工作的情形。

(8) 现场抽取机构的放射卫生技术服务工作

档案和机构的"放射卫生技术服务质量手册""放射卫生技术服务程序文件"和"放射卫生技术服务操作手册"与放射卫生相关法规、标准核对。抽取机构的服务合同与机构出具的放射诊疗建设项目职业病危害放射防护评价、放射卫生防护检测、个人剂量监测、放射防护器材和含放射性产品检测报告核对机构是否符合以下情况：

① 机构应在委托方提供资料全面的情况下开展工作；

② 在开展检测工作前，先进行现场调查，依据相关技术规范和标准，确定检测点(对象)、检测和评价方法；

③ 开展现场采样、检测时符合现行有效的技术规范和标准的要求，现场采样、检测人员、技术负责人应获得全国或本市的放射卫生技术服务专业技术人员培训、考核合格证书；

④ 检测方法应当采用国家、行业或地方、国际规定的方法或标准，按作业指导文件规范操作；

⑤ 机构委托检测的职业病危害因素样品种类不超过规定的范围；

⑥ 评价报告评审专家人数、类别、出具专家意见等方面符合规范要求；

⑦ 机构一年中无正当理由，工作量应达到要求；

⑧ 机构开展的放射卫生技术服务工作应完全履行技术服务合同的条款。

（9）现场抽取机构的放射卫生技术服务工作档案，检查其出具的放射诊疗建设项目职业病危害放射防护评价、放射卫生防护检测、个人剂量监测、放射防护器材和含放射性产品检测报告是否符合以下要求：

① 放射卫生评价、检测应客观真实；

② 放射诊疗建设项目职业病危害放射防护评价格式和内容以及报告编制程序应当符合相应的技术规范和标准的要求；

③ 放射卫生防护检测、个人剂量监测、放射防护器材和含放射性产品检测报告应包括检测内容和评价内容，检测报告可作为检测与评价报告的附件，检测与评价报告应当按规范格式书写；

④ 报告编制、审核人员、技术负责人应获得全国或本市的放射卫生技术服务专业技术人员培训、考核合格证书。

（10）现场抽取机构的放射卫生技术服务工作档案，核对是否有以下档案资料：

① 委托方提供的资料：如建设项目的审批文件、可行性研究资料、建设单位的总平面布置、工艺流程、设备布局、卫生防护措施、组织管理等资料；

② 协议(合同)书；

③ 现场调查资料：如放射卫生防护检测点或对象平面示意图(表)等；

④ 放射诊疗建设项目职业病危害放射防护评价工作的程序记录：如流转单、放射诊疗建设项目职业病危害放射防护评价方案、专家评审记录资料、放射诊疗建设项目职业病危害放射防护评价报告等；

⑤ 放射卫生防护检测、个人剂量监测、放射防护器材和含放射性产品检测工作过程记录：如"现场检测与评价采样记录单(表)"、原始检验记录等；

⑥ 汇总资料：如报表、工作总结等；

⑦ 其他与放射卫生技术服务相关的记录、资料等。

(六) 调查取证

(1) 对未取得放射卫生技术服务资质证书的机构,应在现场检查笔录中记录从事的放射卫生技术服务工作情况,复印机构出具的放射卫生技术服务结果报告等。对单位名称、法定代表人、地址发生变化的应在现场检查笔录中记录变化情况；

(2) 对机构人员及仪器设备配置不符合要求

的,应在现场检查笔录中记录所缺人员的数量、种类;所缺仪器设备的名称等,复印机构仪器设备清单、机构人员管理登记等;

（3）对工作场所不符合要求的机构应在现场笔录中记录所查见的办公场所和工作场所的固定地点,样品采集、接收、流转、保存、检测和安全处置的条件,实验室的内务管理情况等,也可以拍摄查见到的实际情况;

（4）对未建立或未健全管理制度,无完整质量管理体系的机构应在现场检查笔录中记录相关信息并复印机构的"放射卫生技术服务质量管理手册""放射卫生技术服务程序文件"和"放射卫生技术服务操作手册";

（5）对机构开展的放射卫生技术服务工作超出放射卫生技术服务资质证书中批准的服务范围的,应在现场检查笔录中记录其开展放射卫生技术服务工作的项目名称、内容简要、投资金额等,复印放射诊疗建设项目职业病危害放射防护评价、放射卫生防护检测、个人剂量监测、放射防护器材和含放射性产品检测报告和《放射卫生技术服务资质证书》等;

（6）对机构开展的放射卫生技术服务工作有违反规定、弄虚作假和质量问题的,应在现场检查笔录中记录查见的实际情况并复印放射诊疗建设项目职业病危害放射防护评价、放射卫生防护检测、个人剂量监测、放射防护器材和含放射性产品检测报告等；

（7）对未按规定开展放射卫生技术服务工作的机构应在现场检查笔录中记录以上报告不符合规范的情况并复印放射诊疗建设项目职业病危害放射防护评价、放射卫生防护检测、个人剂量监测、放射防护器材和含放射性产品检测报告和机构的"放射卫生技术服务质量管理手册""放射卫生技术服务程序文件"和"放射卫生技术服务操作手册"；

（8）对放射卫生技术服务工作档案不完整的机构应在现场检查笔录中记录不完整的档案情况。

三、违法行为及处理

（一）概述

"放射卫生技术服务""放射卫生技术服务机构"等概念未在法律、法规中出现过，这些概念只在卫生部《卫生部关于印发〈放射卫生技术服务机构管理办法〉等文件的通知》（卫监督发〔2012〕25号）中出现过。目前，卫生行政部门对于放射卫生技术服务机构的行政许可、监督检查和行政处罚等都是依据对《职业病防治法》第八十七条"对医疗机构放射性职业病危害控制的监督管理,由卫生行政部门依照本法的规定实施"的理解引申出来的具体行政行为。"放射卫生技术服务机构"的合法性值得商榷。

在对放射卫生技术服务机构违法行为的处理过程中,不能随意使用"放射卫生技术服务""放射卫生技术服务机构"等没有法律出处的文字,因此在本节中所有提及的违法行为主体皆使用"职业卫生技术服务机构"这一出自《职业病防治法》的规范用语。为进一步体现放射卫生技术服务机构与职业卫生技术服务机构的关联,所有违法行为的查处都必须引用《职业病防治法》第八十七条。

(二) 未取得职业卫生技术服务资质认可擅自从事职业卫生技术服务

1. 违法行为的认定

(1)服务行为认定:有证据证明,任何机构向医疗机构提供了放射诊疗建设项目职业病危害放射防护评价、放射卫生防护检测、个人剂量监测、放射防护器材和含放射性产品检测等放射卫生技术服务。

(2)无证行为认定:提供上述服务的机构尚未取得卫生行政部门核发的放射卫生技术服务机

构资质证书,或者已经取得了放射卫生技术服务机构资质证书但证书不在有效期内,或者已经取得了放射卫生技术服务机构资质证书但实验室已经迁址。

2. 适用的法律法规

违反条款:《中华人民共和国职业病防治法》第二十六条第三款;

处罚条款:《中华人民共和国职业病防治法》第七十九条、第八十七条。

3. 处理内容

责令立即停止违法行为,没收违法所得;违法所得5 000元以上的,并处违法所得2倍以上10倍以下的罚款;没有违法所得或者违法所得不足5 000元的,并处5 000元以上5万元以下的罚款;情节严重的,对直接负责的主管人员和其他直接责任人员,依法给予降级、撤职或者开除的处分。

(三)超出资质认可范围从事职业卫生技术服务

1. 违法行为的认定

(1)服务行为认定:有证据证明,放射卫生技术服务机构向医疗机构提供了放射诊疗建设项目职业病危害放射防护评价、放射卫生防护检测、个人剂量监测、放射防护器材和含放射性产品检测等放射卫生技术服务。

（2）超范围行为认定：提供上述服务的机构已经取得卫生行政部门核发的放射卫生技术服务机构资质证书，但是提供的服务超出了资质证书副本中载明的服务范围。

2. 适用的法律法规

违反条款：无；

处罚条款：《中华人民共和国职业病防治法》第八十条第(一)项、第八十七条。

3. 处理内容

责令立即停止违法行为，给予警告，没收违法所得；违法所得 5 000 元以上的，并处违法所得 2 倍以上 5 倍以下的罚款；没有违法所得或者违法所得不足 5 000 元的，并处 5 000 元以上 2 万元以下的罚款；情节严重的，由原认可或者批准机关取消其相应的资格；对直接负责的主管人员和其他直接责任人员，依法给予降级、撤职或者开除的处分。

(四) 职业卫生技术服务不按规定履行法定职责

1. 违法行为的认定

机构已经取得卫生行政部门核发的放射卫生技术服务机构资质证书，但是不按规定履行法定职责。

2. 适用的法律法规

违反条款：无；

处罚条款：《中华人民共和国职业病防治法》第八十条第(二)项。

3. 处理内容

责令立即停止违法行为,给予警告,没收违法所得;违法所得 5 000 元以上的,并处违法所得 2 倍以上 5 倍以下的罚款;没有违法所得或者违法所得不足 5 000 元的,并处 5 000 元以上 2 万元以下的罚款;情节严重的,由原认可或者批准机关取消其相应的资格;对直接负责的主管人员和其他直接责任人员,依法给予降级、撤职或者开除的处分。

(五) 职业卫生技术服务出具虚假证明文件

1. 违法行为的认定

(1) 服务行为认定：有证据证明,放射卫生技术服务机构向医疗机构提供了放射诊疗建设项目职业病危害放射防护评价、放射卫生防护检测、个人剂量监测、放射防护器材和含放射性产品检测等放射卫生技术服务。

(2) 超范围行为认定：提供上述服务的机构已经取得卫生行政部门核发的放射卫生技术服务机构资质证书,但是有证据证明其出具的评价报告、检测报告等为虚假报告。

2. 适用的法律法规

违反条款：无；

处罚条款：《中华人民共和国职业病防治法》第八十条第(三)项。

3. 处理内容

责令立即停止违法行为,给予警告,没收违法所得;违法所得 5 000 元以上的,并处违法所得 2 倍以上 5 倍以下的罚款;没有违法所得或者违法所得不足 5 000 元的,并处 5 000 元以上 2 万元以下的罚款;情节严重的,由原认可或者批准机关取消其相应的资格;对直接负责的主管人员和其他直接责任人员,依法给予降级、撤职或者开除的处分。

课程六　放射防护检测与评价

一、放射诊疗建设项目评价

(一) 法律渊源

《中华人民共和国职业病防治法》第十七条第一款规定：新建、扩建、改建建设项目和技术改造、技术引进项目（以下统称建设项目）可能产生职业病危害的，建设单位在可行性论证阶段应当进行职业病危害预评价。

《中华人民共和国职业病防治法》第十八条第三款规定：建设项目在竣工验收前，建设单位应当进行职业病危害控制效果评价。

《放射诊疗管理规定》第十二条规定：新建、扩建、改建放射诊疗建设项目，医疗机构应当在建设项目施工前向相应的卫生行政部门提交职业病危害放射防护预评价报告，申请进行建设项目卫生审查。立体定向放射治疗、质子治疗、重离子治疗、带回旋加速器的正电子发射断层扫描诊断等放射诊疗建设项目,还应当提交卫生部指定的放射卫生技术机构出具的预评价报告技术审查意见。

《放射诊疗管理规定》第十三条规定:医疗机构在放射诊疗建设项目竣工验收前,应当进行职业病危害控制效果评价;立体定向放射治疗、质子治疗、重离子治疗、带回旋加速器的正电子发射断层扫描诊断等放射诊疗建设项目,应当提交卫生部指定的放射卫生技术机构出具的职业病危害控制效果评价报告技术审查意见和设备性能检测报告。

《放射诊疗建设项目卫生审查管理规定》第四条规定:放射诊疗建设项目按照可能产生的放射性危害程度与诊疗风险分为危害严重和危害一般两类。危害严重类的放射诊疗建设项目包括立体定向放射治疗装置(γ刀、X刀等)、医用加速器、质子治疗装置、重离子治疗装置、钴-60治疗机、中子治疗装置与后装治疗机等放射治疗设施,正电子发射计算机断层显像装置(PET)与单光子发射计算机断层显像装置(SPECT)及使用放射性药物进行治疗的核医学设施。其他放射诊疗建设项目为危害一般类。

《放射诊疗建设项目卫生审查管理规定》第五条规定:建设单位应当在可行性论证阶段和竣工

验收前分别委托具备相应资质的放射卫生技术服务机构编制放射诊疗建设项目职业病危害放射防护预评价报告和职业病危害控制效果放射防护评价报告。立体定向放射治疗装置、质子治疗装置、重离子治疗装置、中子治疗装置、正电子发射计算机断层显像装置(PET)等建设项目的放射防护评价,应由取得甲级评价资质的放射卫生技术服务机构承担。

《放射诊疗建设项目卫生审查管理规定》第六条规定:放射诊疗建设项目职业病危害放射防护评价报告分为评价报告书和评价报告表。对放射性危害严重类的建设项目,应编制评价报告书。对放射性危害一般类的建设项目,应编制评价报告表。同时具有不同放射性危害类别的建设项目,应当按照危害较为严重的类别编制评价报告书。

(二)建设项目评价的目的和意义

1. 目的

建设项目评价的目的是为了提高医疗机构放射性职业病危害防止和放射卫生管理水平和经济效益,即从建设项目可行性论证阶段通过职业病危害评价,贯彻有关国家、地方放射卫生方面的法律、法规、标准、规范,提出放射防护要求,采取积极有效的措施,把放射性职业病危害控制在投入使用之前,提高建设项目运行后放射性职业病危害防护水平,以防患于未然,从而预防、控制和消除放射诊疗建设项目可能产生的放射性职业病危害,保护放射工作人员、受检者、公众的健康权益,促进经济发展。

2. 意义

(1) 通过法制手段强化建设单位放射性职业病防治意识,积极预防、控制和消除放射诊疗建设项目的放射性职业病危害。当前我国有关建设项目职业病防治管理的法制还不健全,有的建设单位钻控制,致使一些职业病危害严重的建设项目未经职业病危害评价、审查、验收擅自投入使用。有的地方政府和单位领导没有真正了解到职业病及职业病危害导致的严重后果,没有意识到职业卫生工作特别是保护劳动者健康与经济发展的关系,忽视建设项目职业病危害评价工作。由于缺乏建设项目职业病危害与评价及职业病危害控制效果评价,有的建设单位直到项目投入使用都不了解建设项目中产生的职业病危害因素机器危害情况,对职业病危害未采取任何防范措施,从而导致严重的职业病危害的案例屡见不鲜,给国家、建设单位造成经济、社会上的不良影响,给劳动者及其家庭造成严重的不良后果。我国已经加入

WTO,因此当前很有必要建立、健全建设项目只鳄鱼病危害评价制度,通过法律手段明确建设单位、评价机构、卫生行政部门在放射诊疗建设建设项目放射卫生管理方面的法律责任和义务,强化建设单位职业病防治的法律意识,通过建设项目职业病危害评价提高建设单位对建设项目职业病危害的认知程度,从而积极采取预防、控制和消除职业病危害的措施,保护劳动者健康。

(2)是贯彻"预防为主"卫生工作方针的最积极、最有效的措施。"预防为主"是我国卫生工作的基本方针,建设项目职业病危害评价是贯彻这一方针的具体体现,同时也是贯彻这一方针最积极、最有效的措施。预测、预防职业病危害是实现职业卫生管理现代化的必要手段。按照《职业病防治法》的要求,在建设项目可行性论证阶段实施职业病危害预评价,对建设项目可能产生的职业病危害因素及其对工作场所和劳动者健康影响作出评价,提出合理的职业病危害防护对策;在建设项目竣工验收前,实施职业病危害控制效果评价,对建设项目职业病危害防护设施的控制效果进行科学、全面评价。建设项目职业病危害评价从建设项目前期工作入手,贯彻有关职业卫生方面的法律、法规、标准、规范,预测、预防建设项目正式投入运行或者使用后可能出现的职业病危害及其事故,从而有效地提高建设项目职业卫生设计方面的工作质量和正式投入运行或者使用后的职业病危害的控制水平。建设项目职业病危害评价将职业病危害因素预防、控制和消除在建设项目正式投入运行或者使用之前,改变了我国以往在职业卫生管理工作中"先建设、后治理"的被动局面。

(3)是预防、控制和消除职业病危害的最佳途径。预防、控制和消除职业病危害的根本措施是改革工艺,应用有利于职业病防治和保护劳动者健康的新技术、新工艺、新材料;积极采用现行有效的职业病防治技术、工艺、材料;限制使用或者淘汰职业病危害严重的技术、工艺、材料。建设项目职业病危害评价,使职业病危害防护措施的设计与工艺设计有机地结合起来,在工艺分析的基础上,充分考虑建设项目在建设地点的选择、总平面布置、工艺及设备布局、建筑卫生学要求、卫生工程防护设施、辅助卫生用室、个人防护用品、应急救援设施、职业卫生管理等方面是否符合卫生要求,为建设项目总体职业卫生方面的设计提供了基本保证。优选了职业病危害防护措施方案,避免了建设项目投入使用后因为职业卫生问题引起的返工和调整,从而提高了职业病危害控制的投资效果。

(三) 建设项目评价的原则和程序

1. 原则

建设项目职业病危害评价关系到建设项目建成并投入使用后能否符合国家职业卫生方面法律、法规、标准、规范的要求,能否预防、控制和消除职业病危害,保护劳动者健康及其相关权益,促进经济发展的关键性工作。这项工作不但具有有效复杂的工程技术性,而且还有很强的政策性,因此必须以建设项目为基础,以国家职业卫生法律、法规、标准、规范为依据,用严肃的科学态度开展和完成职业病危害评价任务,在工作中始终遵循严肃性、严谨性、公正性、可行性的原则。

(1) 严肃性。建设项目职业病危害评价制度是《职业病防治法》中确立的主要法律制度之一,即建设项目职业病危害评价是国家以法律形式确定下来的,法律、法规是职业病危害评价的重要依据。因此,承担职业病危害评价工作的机构及人员必须首先学习、掌握并严格执行国家、地方、行业颁布的有关职业卫生方面的法律、法规、标准、规范,在评价过程中以此为依据,剖析建设项目在执行国家、地方、行业颁布的有关职业卫生方面的法律、法规、标准、规范中存在的问题,为建设项目的决策、设计和职业卫生管理提出符合国家职业卫生法律、法规、标准、规范要求的评价结论和建议。

（2）严谨性。建设项目职业病危害评价设计的学科范围广，影响因素复杂多变，尤其是建设项目职业病危害预评价在时间上又具有超前性，为保证建设项目职业病危害评价能准确地反映建设项目的客观实际和结论的正确性，在开展建设项目职业病危害预评价和职业病危害控制效果评价的全过程中，必须建立完善的质量体系，依据科学的评价方法和评价程序，以严谨的科学态度进行工作。

从收集资料、调查分析、职业病危害因素的识别及分析、现场及类比现场的检测、分析，直到做出评价结论与建议等每个环节，都必须严守科学态度、用科学的方法和可靠的数据，按照科学的工作程序一丝不苟地完成各项工作，努力在最大程度上保证评价结论的正确性、合理性、可行性和可靠性。

（3）公正性。评价结论是建设项目决策、设计、管理的依据，也是国家卫生行政部门在建设项目职业病危害分类管理的依据。因此，对于建设项目职业病危害预评价和职业病危害控制效果评价的每一项工作环节都要做到客观和公正。在评价过程中要防止评价人员主观因素的影响，又要排除外界因素的干扰，避免出现倾向性。

建设项目职业病危害评价会涉及一些部门、

集团、个人的某些利益。在评价时,必须以国家的总体利益为重,为保障劳动者在劳动过程中安全与健康,依据国家、地方、行业有关职业卫生方面的法律、法规、标准、规范和经济技术的可行性,提出客观、真实的评价结论。

(4) 可行性。

建设项目职业病危害评价的可行性的要求是,针对建设项目的实际情况和特征,对建设项目进行全面分析的程序和方法是可行的;其次要针对建设项目中可能产生或者产生的职业病危害因素及其对工作场所、劳动者健康的影响进行的分析和评价方法是合理的,既要符合项目实际,又要有理论依据;再者对建设项目拟采取或者采取的职业病危害防护设施的预期效果或者控制效果进行技术分析及评价,提出符合实际经济、技术条件的合理可行的对策。

2. 职业病危害预评价程序

(1) 收集资料。

主要收集以下几方面资料:

① 项目的批准文件;

② 项目的技术资料:

a. 建设项目概况;

b. 总平面布置情况;

c. 生产过程拟使用的主要原料、辅料、中间品、产品的化学名称、用量或产量；

d. 主要生产工艺流程、生产设备及其布局情况，生产设备机械化、自动化、密闭化程度；

e. 拟采取的职业病危害防护措施情况；

f. 有关设计图，如建设地点位置图、总平面布置图、生产工艺和设备布局图等；

g. 有关职业卫生现场检测资料；

h. 有关劳动者职业健康检查资料。

③ 国家、地方、行业有关职业卫生方面的法律、法规、标准、规范。

（2）编制预评价方案。

预评价方案主要包括以下内容：

① 预评价范围；

② 预评价的目的、依据；

③ 职业病危害因素识别与分析内容和方法；

④ 预评价工作的组织、经费、计划安排。

建设项目职业病危害预评价方案是预评价实施过程的总体设计方案，可以确保预评价工作的计划进度、明确预评价范围、确定评价方法等，避免返工。

（3）工程分析。

① 建设项目概况，包括建设地点、性质、规模、设计能力、劳动定员、总投资、职业病危害防护设施投资；

② 总平面布置；

③ 生产过程拟使用的原料、辅料、中间品、产品化学名称、用量或产量；

④ 主要生产工艺流程、生产设备及其布局、生产设备机械化、自动化、密闭化程度；

⑤ 主要生产工艺、生产设备可能产生的职业病危害因素种类、部位及其存在的形态；

⑥ 拟采取的职业病危害防护措施，包括选址、总平面布置、生产工艺和设备布局、建筑学卫生要求（包括车间采暖、通风、空调、采光、照明、墙体、墙面、地面等有关建筑设计方面的卫生要求）、卫生工程技术防护措施（包括防尘、防毒、防噪、防振、防暑、防湿、防寒、防电离辐射、防非典离辐射、防生物危害措施等）、个人防护措施、辅助用室（包括生产用室和生活用室）、应急救援设施、职业卫生管理措施等。

（4）实施预评价。

实施预评价主要包括以下两方面内容：

① 对建设项目可能产生的职业病危害因素对工作场所和劳动者健康的危害程度进行预测；

② 对拟采取的职业病防护措施的预期效果进行评价。

（5）得出预评价结论。

在类比现场调研、工程分析、实施预评价的基础上,经定性分析、定量计算,得出预评价结论。

(6) 编制预评价报告。

按照《建设项目职业病危害放射防护评价报告编制规范》要求编制预评价报告。

职业病危害预评价程序见下图:

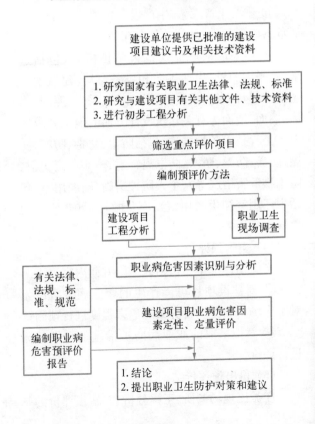

3. 职业病危害控制效果评价程序

（1）收集资料。

主要收集以下几方面资料：

① 项目的批准文件；

② 项目的技术资料；

③ 国家、地方、行业有关职业卫生方面的法律、法规、标准、规范。

其中项目的技术资料包括：

a. 建设项目概况；

b. 总平面布置情况；

c. 生产过程使用的主要原料、辅料、中间品、产品情况；

d. 生产工艺情况；

e. 生产设备情况；

f. 职业病危害防护措施落实情况。

（2）编制控制效果评价方案。

控制效果评价方案主要包括以下内容：

① 控制效果评价范围；

② 控制效果评价的目的、依据；

③ 职业病危害因素分析与确定的内容和方法；

④ 控制效果评价工作的组织、经费、计划安排；

（3）工程分析。

① 建设项目概况，包括建设地点、性质、规

模、设计能力、劳动定员、总投资、职业病危害防护设施投资;

② 总平面布置;

③ 生产过程使用的原料、辅料、中间品、产品名称、用量或产量;

④ 主要生产工艺流程、生产设备及其布局;

⑤ 主要生产工艺、生产设备产生的职业病危害因素种类、部位及其存在的形态;

⑥ 采取的职业病危害防护措施。

(4) 实施控制效果评价。

实施控制效果评价主要包括以下两方面内容:

① 建设项目产生的职业病危害因素对工作场所和劳动者健康的危害程度进行评价;

② 对采取的职业病防护措施的控制效果进行评价。

(5) 得出控制效果评价结论。

在类比现场调研、工程分析、实施控制效果评价的基础上,经定性分析、定量计算,得出控制效果评价结论。

(6) 编制控制效果评价报告。

按照《建设项目职业病危害放射防护评价报告编制规范》要求编制控制效果评价报告。

职业病危害控制效果评价程序见下图:

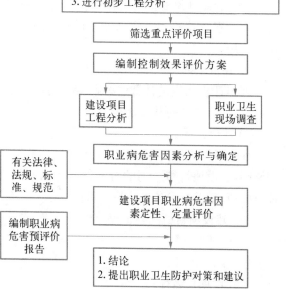

建设单位提供已批准的建设
项目建议书及相关技术资料

1.研究国家有关职业卫生法律、法规、标准
2.研究与建设项目有关其他文件、技术资料
3.进行初步工程分析

筛选重点评价项目

编制控制效果评价方案

建设项目
工程分析

职业卫生
现场调查

职业病危害因素分析与确定

有关法律、
法规、标
准、规范

建设项目职业病危害因
素定性、定量评价

编制职业病
危害预评价
报告

1.结论
2.提出职业卫生防护对策和建议

（四）放射诊疗建设项目评价报告

1. 放射防护预评价报告书的内容

（1）概述。

① 任务来源与评价目的。

说明本评价人物的来源与评价目的。

② 评价范围。

叙述评价的区域范围、防护与安全设施和人员范围。

③ 评价内容。

简要介绍评价的主要内容，包括辐射源项、辐射危害因素及其控制措施、放射防护管理核事故应急措施等。

④ 评价依据。

列出评价依据的法律、法规、规章、技术规范和标准，评价参考的其他资料。

⑤ 评价目标。

评价目标包括：放射工作应当遵循的放射防护原则，建设项目拟采用的对辐射危害因素的管理目标值，相关技术条件或技术指标。

（2）建设项目概况与工程分析。

① 概况。

包括以下内容：

a. 建设项目名称；

b. 建设单位；

c. 建设地址；

d. 建设项目性质，指新建、扩建、改建、技术引进或技术改造项目；

e. 建设规模，给出工程主要设施名称、建筑面积、投资总额；

f. 人员,建设项目总工作人员数,不同类别人员比例;

g. 发展规划,重点为辐射源增加计划;

h. 周围环境与居民情况;

i. 环境辐射水平。

② 工程分析。

a. 叙述生产工艺原理、过程与设施布置情况,给出设施布置规划图和工艺流程图;

b. 按照卫生学要求对设施布置规划及工艺流程进行分析并作出评价。

(3) 辐射源项分析。

① 辐射源项概况。

介绍辐射源项概况,包括:辐射源装置的结果,与辐射有关的主要参数;辐射源的位置分布;放射性同位素或放射性物质中核素的名称、状态、活度、能量等指标。

② 不同运行状态下的辐射源项。

a. 叙述正常运行状态下的主要辐射源,辐射种类,产生方式,辐射水平;

b. 叙述异常或事故状态下的主要辐射源,辐射种类,产生方式,辐射水平;如放出放射性核素,给出核素名称、状态、活度。

(4) 防护措施评价。

① 工作场所布局、分区与分级。

a. 对工作场所布局合理性进行评价。如对非密封源辐射工作场所,要求按放射性污染水平高、中、低顺序合理安排工作场所;对医用辐射设施,尽可能设置在建筑物底层的一端或单独设置;

b. 介绍建设项目工作场所分区计划。根据 GB 18871—2002 第 6.4 条,放射性工作场所一般应分为控制区和监督区;

c. 建设项目应按照有关标准对非密封源辐射工作场所进行分级;

d. 给出工作场所的布局图,标明各工作场所的名称、区别和级别。

② 屏蔽设计。

a. 对放射防护屏蔽设计进行描述,包括设计依据,计算模式或公式,使用的参数;

b. 对计算结果进行核对,按照防护要求和最优化原则对屏蔽设计进行评价。

③ 防护安全装置。

对放射治疗等职业病危害风险较大的建设项目,应详细叙述以下防护安全装置拟设置情况并做出评价:

a. 安全连锁装置:门-机连锁,控制台与装置连锁,其他连锁;

b. 装置故障系统:故障自动停机系统,故障显示系统和报警装置;

c. 装置运行保障系统；

d. 观察和对将装置。

④ 其他防护措施。

a. 中子、质子等粒子辐射的防护；

b. 感生放射性的防护；

c. 警示标志设置情况；

d. 工作场所排风、控制空气放射性污染和其他有害物质的措施；

e. 非密封源辐射工作场所的设备表面、墙壁、工作台等处表面放射性污染控制措施；

f. 出入口人员污染监测措施；

g. 个人防护用具的配备计划；

h. 三废处理过程中的防护措施。

（5）辐射监测计划。

① 辐射源监测。

简要介绍监测项目、参数、监测频度。

② 工作场所监测。

简要介绍监测地点、项目、种类、监测频度。

③ 个人剂量监测。

简要介绍监测人数、种类、监测周期。

④ 监测计划的评价。

对辐射监测计划的合理性进行评价。

（6）辐射危害评价。

① 正常运行条件下的辐射危害评价。

工作人员可能受到的内、外照射,关键人群组可能的平均年有效剂量、最高年有效剂量,与管理目标值和标准规定的剂量限值的比较。

② 异常和事故情况下的辐射危害评价。

评价潜在照射的健康影响,包括估计异常和事故情况发生的可能性,可能受到照射的人数及其收到危害的程度。

(7) 应急准备与响应。

① 应急组织与职责。

介绍拟设立的应急组织及其职责。

② 应急计划。

介绍应急计划并作出评价。

(8) 放射防护管理。

① 管理组织和制度。

介绍放射卫生防护管理组织、拟配备的人员及其职责;已制定或拟制定的管理规章制度。

② 职业人员健康管理。

叙述职业人员健康管理的以下内容并作出评价:

a. 工作人员的培训;

b. 个人剂量管理;

c. 职业健康检查;

d. 个人剂量与健康监护档案。

(9) 结论和建议。

① 结论。

结论应包括以下内容：

a. 拟采用的设施平面布置与分区是否能满足放射卫生学要求；

b. 放射防护和安全设施在正常运行时能否有效控制职业病危害，与法律、法规、标准和规范的符合情况；

c. 防护措施和监测设施，是否符合多重性和纵深防御原则，在事故情况下能否有效预防和控制潜在照射；

d. 建设项目的放射性危害防护设施建设是否可行。

② 建议。

对建设项目的防护设施、防护措施不完善之处提出改进建议。

2. 控制效果放射防护评价报告书的内容

（1）概述。

包括以下内容：

① 评价目的；

② 评价范围；

③ 评价内容；

④ 评价依据；

⑤ 评价目标。

（2）建设项目概况与工程分析。

介绍生产工艺原理与过程,防护设施布置情况并进行卫生学评价;给出设施布置规划图和工艺流程图。

(3) 辐射源项分析。

介绍辐射源的位置分布、装置的结构;辐射源产生的射线种类,辐射强度;对放射性同位素或放射性物质,应列表给出核素的名称、状态、活度、能量等指标。

(4) 防护措施评价。

① 核实预评价中工作场所布局、分区与分级的落实情况,对其合理性进行评价。

② 核实屏蔽设施的施工建造是否符合预评价中的屏蔽设计要求。

③ 核实其他防护措施落实情况,对其防护的有效性进行评价。其中对个人防护用具配备和使用情况进行评价,应包括以下内容:

a. 介绍放射工作人员个人防护用具的配备情况,列出个人防护用具清单。根据建设项目放射性危害种类不同,建设单位应分别按照有关标准的规定,配备放射工作人员个人剂量报警仪或手持报警仪,防护服,防护面罩及呼吸防护器具等;

b. 介绍放射工作人员个人防护用具使用情况;

c. 对个人防护用具的配备和使用情况作出

评价。

（5）辐射监测与评价。

① 建设项目单位的自主监测。

a. 介绍辐射监测大纲实施概况，内容包括：

Ⅰ. 确认建设单位的辐射监测大纲的制定、实施和定期复审情况；

Ⅱ. 介绍监测内容，包括监测项目、种类、地点、周期；

Ⅲ. 介绍监测实施单位：本单位监测或委托监测，监测机构的人员、设备和资质条件。

b. 叙述并分析个人剂量监测情况，内容包括：

Ⅰ. 个人剂量监测种类，个人剂量监测设备和剂量计，监测周期；

Ⅱ. 监测结果及对结果的分析。

c. 叙述并分析辐射源项或含源设备的监测概况，内容包括：

Ⅰ. 辐射源种类、名称，监测项目、采用的监测设备、监测方法、监测周期；

Ⅱ. 监测结果及对结果的分析。

d. 叙述并分析工作场所的监测情况，内容包括：

Ⅰ. 介绍监测点分布，绘制监测点平面图；

Ⅱ. 监测项目，监测方式：连续监测或巡测或定期采样分析；

Ⅲ. 采用的监测设备、监测方法、监测周期；

Ⅳ. 监测结果及对结果的分析。

e. 分别叙述个人剂量监测、放射性同位素或放射性物质监测和工作场所监测等不同监测的质量保证措施，检验监测仪器的检定、校准、对比、认证记录。

f. 对建设项目单位自主监测状况作出评价，包括辐射监测大纲的制定，实施和定期复审情况；自主监测的项目、种类、方法及其监测结果是否符合相关法规、标准与规范的要求。

② 评价报告编制单位的验证监测。

a. 叙述验证监测的范围与内容，包括监测的区域和位置，人员范围；介绍验证监测的内容，如工作场所辐射水平、辐射设备的防护性能监测，人员个人剂量监测，表面污染监测，放射性核素分析，大气气溶胶监测，固体放射性废物和人员排泄物监测等；

b. 叙述监测使用的仪器与方法，给出监测仪器的名称、型号及主要性能参数并列表表示；介绍主要监测项目的监测方法，如属于标准方法，给出标准名称；如属于经过认证的非标准方法，给出监测方法的出处；

c. 叙述监测过程中的质量控制措施；

d. 以列表的方式给出监测结果,将监测结果与相应标准进行比较分析。对辐射危害因素控制效果作出评价。

（6）辐射危害综合评价。

① 正常运行条件下的辐射危害。

根据监测结果和其他资料,确认工作人员可能受到的内、外照射,与管理目标值和标准规定的剂量限值的比较。

② 异常和事故情况下的辐射危害。

根据试运行期间的资料和其他资料,估计潜在照射发生的概率或可能性,可能受到照射的人数及危害情况。

（7）应急准备与响应。

① 应急组织与职责。

介绍应急组织的组成结构及其职责。

② 应急计划。

详细描述应急准备的实施情况,包括物资、通讯、技术、人员、经费等准备的落实情况。

（8）放射防护管理。

① 管理组织和制度。

介绍放射卫生防护管理组织的设置及其人员编制和职责。

② 管理制度及其实施。

介绍建设单位制定的放射卫生防护管理制

度,查验其实施情况。

③ 职业人员健康管理。

核实和检查以下管理内容并作出评价:

a. 工作人员的教育培训;

b. 个人剂量管理;

c. 职业健康检查;

d. 个人剂量、健康监护和教育培训的档案管理。

(9) 结论和建议。

① 结论。

结论应包括以下内容:

a. 放射防护设施是否能满足放射卫生学要求;

b. 放射防护和安全设施在正常运行时能否有效控制职业病危害,与法律、法规、标准和规范的符合情况;

c. 防护措施和监测设施,是否符合多重性和纵深防御原则,在事故情况下能否有效预防和控制潜在照射、预防和控制放射性污染;

d. 对职业卫生管理、应急准备与响应管理与相应规章制度的评价;

e. 建设项目的放射性危害防护设施建设是否达到竣工验收的条件。

② 建议。

对建设项目的防护设施和管理措施提出改进

和进一步完善的建议。

二、放射诊疗设备性能检测

(一)法律渊源

《放射诊疗管理规定》第二十条规定：医疗机构的放射诊疗设备和检测仪表，应当符合下列要求：新安装、维修或更换重要部件后的设备，应当经省级以上卫生行政部门资质认证的检测机构对其进行检测，合格后方可启用；定期进行稳定性检测、校正和维护保养，由省级以上卫生行政部门资质认证的检测机构每年至少进行一次状态检测。

(二)检测的开展

1. 检测类型

① 委托检测。

此类检测为医疗机构委托取得卫生行政部门资质认证的放射卫生技术服务机构开展的检测，可以是验收检测、状态检测或者稳定性检测。

② 监督检测。

此类检测为卫生监督机构依据有关法律法规、技术标准对医疗机构开展主动检测。卫生监督机构开展检测必须符合国家计量认证有关规定。

2. 检测标准

目前放射诊疗设备性能检测主要依据的标准如下：

GB 17589—2011 X射线计算机断层摄影装置质量保证检测规范；

GBZ 168—2005 X、γ射线头部立体定向外科治疗放射卫生防护标准；

WS 76—2017 医用常规 X射线诊断设备质量控制检测规范；

WS 518—2017 乳腺 X射线屏片摄影系统质量控制检测规范；

WS 520—2017 计算机 X射线摄影（CR）质量控制检测规范；

WS 521—2017 医用数字 X射线摄影（DR）系统质量控制检测规范；

WS 522—2017 乳腺数字 X射线摄影系统质量控制检测规范；

WS 530—2017 乳腺计算机 X射线摄影系统质量控制检测规范；

WS 531—2017 螺旋断层治疗装置质量控制检测规范；

WS 262—2017 后装 γ源近距离治疗质量控制检测规范；

GB/T 19046—2013 医用电子加速器验收试

验和周期检验规程。

3. 检测仪器

开展检测需要配备并使用与检测项目相对应的仪器、模体等。具体配置要求参见"模块二-课程五 放射卫生技术服务机构监督"的"仪器设备"小节。

(三) 质量控制

总体上,决定实验室检测和(或)校准的正确性和可靠性的因素有很多,包括:

——人员;

——设施和环境条件;

——检测和校准方法及方法确认;

——设备;

——测量的溯源性;

——抽样;

——检测和校准物品的处置。

上述因素对总的测量不确定度的影响程度,在(各类)检测之间和(各类)校准之间明显不同。实验室在制定检测和校准的方法和程序、培训和考核人员、选择和校准所用设备时,应考虑到这些因素。具体如下:

1. 人员

(1) 实验室管理者应确保所有操作专门设

备、从事检测和(或)校准、评价结果、签署检测报告和校准证书的人员的能力。当使用在培员工时，应对其安排适当的监督。对从事特定工作的人员，应按要求根据相应的教育、培训、经验和(或)可证明的技能进行资格确认。

（2）实验室管理者应制订实验室人员的教育、培训和技能目标。实验室应有确定培训需求和提供人员培训的政策和程序。培训计划应与实验室当前和预期的任务相适应。应对这些培训活动的有效性进行评价。

（3）实验室应使用长期雇佣人员或签约人员。在使用签约人员及其他技术人员及关键支持人员时，实验室应确保这些人员是胜任的且受到监督，并按照实验室管理体系要求工作。

（4）对与检测和(或)校准有关的管理人员、技术人员和关键支持人员，实验室应保留其当前工作的描述。

（5）管理层应授权专门人员进行特定类型的抽样、检测和(或)校准、签发检测报告和校准证书、提出意见和解释以及操作特定类型的设备。实验室应保留所有技术人员(包括签约人员)的相关授权、能力、教育和专业资格、培训、技能和经验的记录，并包含授权和(或)能力确认的日期。这些信息应易于获取。

2. 设施和环境条件

(1) 用于检测和(或)校准的实验室设施,包括但不限于能源、照明和环境条件,应有利于检测和(或)校准的正确实施。

实验室应确保其环境条件不会使结果无效,或对所要求的测量质量产生不良影响。在实验室固定设施以外的场所进行抽样、检测和(或)校准时,应予特别注意。对影响检测和校准结果的设施和环境条件的技术要求应制定成文件。

(2) 相关的规范、方法和程序有要求,或对结果的质量有影响时,实验室应监测、控制和记录环境条件。对诸如生物消毒、灰尘、电磁干扰、辐射、湿度、供电、温度、声级和振级等应予重视,使其适应于相关的技术活动。当环境条件危及检测和(或)校准的结果时,应停止检测和校准。

(3) 应将不相容活动的相邻区域进行有效隔离。应采取措施以防止交叉污染。

(4) 应对影响检测和(或)校准质量的区域的进入和使用加以控制。实验室应根据其特定情况确定控制的程度。

(5) 应采取措施确保实验室的良好内务,必要时应制定专门的程序。

3. 检测和校准方法及方法的确认

(1) 总则。实验室应使用适合的方法和程序进行所有检测和（或）校准，包括被检测和（或）校准物品的抽样、处理、运输、存储和准备，适当时，还应包括测量不确定度的评定、分析检测和（或）校准数据的统计技术。

如果缺少指导书可能影响检测和（或）校准结果，实验室应具有所有相关设备的使用和操作指导书和（或）处置、准备检测和（或）校准物品的指导书。所有与实验室工作有关的指导书、标准、手册和参考资料应保持现行有效并易于员工取阅。对检测和校准方法的偏离，仅应在该偏离已被文件规定、经技术判断、获得批准和客户接受的情况下才允许发生。

（2）方法的选择。实验室应采用满足客户需求并适用于所进行的检测和（或）校准的方法，包括抽样的方法。应优先使用以国际、区域或国家标准发布的方法。实验室应确保使用标准的最新有效版本，除非该版本不适宜或不可能使用。必要时，应采用附加细则对标准加以补充，以确保应用的一致性。

当客户未指定所用方法时，实验室应从国际、区域或国家标准中发布的，或由知名的技术组织或有关科学书籍或期刊公布的，或由设备制造商指定的方法中选择合适的方法。实验室制定的或采用的方法如能满足预期用途并经过确认，也可使用。所选用的方法应通知客户。在引入检测或校准之前,实验室应证实能够正确地运用标准方法。如果标准方法发生了变化,应重新进行证实。

当认为客户建议的方法不适合或已过期时,实验室应通知客户。

(3) 实验室制定的方法。实验室为其应用而制定检测和校准方法的过程应是有计划的活动,并应指定具有足够资源的有资格的人员进行。计划应随方法制定的进度加以更新,并确保所有有关人员之间的有效沟通。

(4) 非标准方法。当有必要使用标准方法中未包含的方法时,应征得客户的同意,理解客户的要求,明确检测和(或)校准的目的。所制定的方法在使用前应经适当的确认。

(5) 方法的确认。确认是通过检查并提供客观证据,以证实某一特定预期用途的特定要求得到满足。

① 实验室应对非标准方法、实验室设计(制定)的方法、超出其预定范围使用的标准方法、扩充和修改过的标准方法进行确认,以证实该方法适用于预期的用途。确认应尽可能全面,以满足预定用途或应用领域的需要。实验室应记录所获得的结果、使用的确认程序以及该方法是否适合预期用途的声明。

② 按照预期用途对被确认方法进行评价时，方法所得值的范围和准确度应适应客户的需求。上述值如：结果的不确定度、检出限、方法的选择性、线性、重复性限和（或）复现性限、抵御外来影响的稳健度和（或）抵御来自样品（或检测物）基体干扰的交互灵敏度。

（6）测量不确定度的评定。

① 校准实验室或进行自校准的检测实验室，对所有的校准和各种校准类型都应具有并应用评定测量不确定度的程序。

② 检测实验室应具有并应用评定测量不确定度的程序。某些情况下，检测方法的性质会妨碍对测量不确定度进行严密的计量学和统计学上的有效计算。这种情况下，实验室至少应努力找出不确定度的所有分量且作出合理评定，并确保结果的报告方式不会对不确定度造成错觉。合理的评定应依据对方法特性的理解和测量范围，并利用诸如过去的经验和确认的数据。

（7）数据控制。

① 应对计算和数据传输进行系统和适当的检查。

② 当利用计算机或自动设备对检测或校准数据进行采集、处理、记录、报告、存储或检索时，

实验室应确保：由使用者开发的计算机软件应被制定成足够详细的文件，并对其适用性进行适当确认；建立并实施数据保护的程序。这些程序应包括(但不限于)：数据输入或采集、数据存储、数据传输和数据处理的完整性和保密性；维护计算机和自动设备以确保其功能正常，并提供保护检测和校准数据完整性所必需的环境和运行条件。

4. 设备

(1) 实验室应配备正确进行检测和(或)校准(包括抽样、物品制备、数据处理与分析)所要求的所有抽样、测量和检测设备。当实验室需要使用永久控制之外的设备时，应确保满足本标准的要求。

(2) 用于检测、校准和抽样的设备及其软件应达到要求的准确度，并符合检测和(或)校准相应的规范要求。对结果有重要影响的仪器的关键量或值，应制定校准计划。设备(包括用于抽样的设备)在投入使用前应进行校准或核查，以证实其能够满足实验室的规范要求和相应的标准规范。设备在使用前应进行核查和(或)校准。

(3) 设备应由经过授权的人员操作。设备使用和维护的最新版说明书(包括设备制造商提供的有关手册)应便于实验室有关人员取用。

(4) 用于检测和校准并对结果有重要影响的

每一设备及其软件,如可能,均应加以唯一性标识。

(5) 应保存对检测和(或)校准具有重要影响的每一设备及其软件的记录。该记录至少应包括:

① 设备及其软件的标识;

② 制造商名称、型式标识、系列号或其他唯一性标识;

③ 对设备是否符合规范的核查;

④ 当前的位置(如果适用);

⑤ 制造商的说明书(如果有),或指明其地点;

⑥ 所有校准报告和证书的日期、结果及复印件,设备调整、验收标准和下次校准的预定日期;

⑦ 设备维护计划(适当时),以及已进行的维护;

⑧ 设备的任何损坏、故障、改装或修理。

(6) 实验室应具有安全处置、运输、存放、使用和有计划维护测量设备的程序,以确保其功能正常并防止污染或性能退化。

注:在实验室固定场所外使用测量设备进行检测、校准或抽样时,可能需要附加的程序。

(7) 曾经过载或处置不当、给出可疑结果,已显示出缺陷、超出规定限度的设备,均应停止使用。这些设备应予以隔离以防误用,或加贴标签、标记以清晰表明该设备已停用,直至修复并通过校准或测试表明能正常工作为止。实验室应核查这些缺陷或偏离规定极限对先前的检测和(或)校准的影响,并执行"不符合工作控制"程序。

(8) 实验室控制下的需校准的所有设备,只要可行,应使用标签、编码或其他标识表明其校准状态,包括上次校准的日期、再校准或失效日期。

(9) 无论什么原因,若设备脱离了实验室的直接控制,实验室应确保该设备返回后,在使用前对其功能和校准状态进行核查并能显示满意结果。

(10) 当需要利用期间核查以保持设备校准状态的可信度时,应按照规定的程序进行。

(11) 当校准产生了一组修正因子时,实验室应有程序确保其所有备份(例如计算机软件中的备份)得到正确更新。

(12) 检测和校准设备包括硬件和软件应得到保护,以避免发生致使检测和(或)校准结果失效的调整。

5. 测量溯源性

(1) 总则。用于检测和(或)校准的对检测、校准和抽样结果的准确性或有效性有显著影响的所有设备,包括辅助测量设备(例如用于测量环境条件的设备),在投入使用前应进行校准。实验室应制定设备校准的计划和程序。

（2）特定要求。

① 校准。对于校准实验室,设备校准计划的制定和实施应确保实验室所进行的校准和测量可溯源到国际单位制(SI)。校准实验室通过不间断的校准链或比较链与相应测量的 SI 单位基准相连接,以建立测量标准和测量仪器对 SI 的溯源性。对 SI 的链接可以通过参比国家测量标准来达到。国家测量标准可以是基准,它们是 SI 单位的原级实现或是以基本物理常量为根据的 SI 单位约定的表达式,或是由其他国家计量院所校准的次级标准。当使用外部校准服务时,应使用能够证明资格、测量能力和溯源性的实验室的校准服务,以保证测量的溯源性。由这些实验室发布的校准证书应有包括测量不确定度和(或)符合确定的计量规范声明的测量结果。

某些校准目前尚不能严格按照 SI 单位进行,这种情况下,校准应通过建立对适当测量标准的溯源来提供测量的可信度,例如:

——使用有能力的供应者提供的有证标准物质来对某种材料给出可靠的物理或化学特性;

——使用规定的方法和(或)被有关各方接受并且描述清晰的协议标准。

可能时,要求参加适当的实验室间比对计划。

② 检测。对检测实验室,前面中给出的要求适用于测量设备和具有测量功能的检测设备,除非已经证实校准带来的贡献对检测结果总的不确定度几乎没有影响。这种情况下,实验室应确保所用设备能够提供所需的测量不确定度。测量无法溯源到 SI 单位或与之无关时,与对校准实验室的要求一样,要求测量能够溯源到诸如有证标准物质、约定的方法和(或)协议标准。

(3) 参考标准和标准物质。

① 参考标准。实验室应有校准其参考标准的计划和程序。参考标准应由能够提供溯源的机构进行校准。实验室持有的测量参考标准应仅用于校准而不用于其他目的,除非能证明作为参考标准的性能不会失效。参考标准在任何调整之前和之后均应校准。

② 标准物质。可能时,标准物质应溯源到 SI 测量单位或有证标准物质。只要技术和经济条件允许,应对内部标准物质进行核查。

③ 期间核查。应根据规定的程序和日程对参考标准、基准、传递标准或工作标准以及标准物质进行核查,以保持其校准状态的置信度。

④ 运输和储存。实验室应有程序来安全处置、运输、存储和使用参考标准和标准物质,以防

止污染或损坏,确保其完整性。

6. 抽样

(1) 实验室为后续检测或校准而对物质、材料或产品进行抽样时,应有用于抽样的抽样计划和程序。抽样计划和程序在抽样的地点应能够得到。只要合理,抽样计划应根据适当的统计方法制定。抽样过程应注意需要控制的因素,以确保检测和校准结果的有效性。

(2) 当客户对文件规定的抽样程序有偏离、添加或删节的要求时,应详细记录这些要求和相关抽样信息,并纳入包含检测和(或)校准结果的所有文件中,同时告知相关人员。

(3) 当抽样作为检测或校准工作的一部分时,实验室应有程序记录与抽样有关的资料和操作。这些记录应包括所用的抽样程序、抽样人的识别、环境条件(如果相关)、必要时有抽样位置的图示或其他等效方法,如果合适,还应包括抽样程序所依据的统计方法。

7. 检测和校准物品(样品)的处置

(1) 实验室应有用于检测和(或)校准物品的运输、接收、处置、保护、存储、保留和(或)清理的程序,包括为保护检测和(或)校准物品的完整性以及实验室与客户利益所需的全部条款。

(2) 实验室应具有检测和(或)校准物品的标

识系统。物品在实验室的整个期间应保留该标识。标识系统的设计和使用应确保物品不会在实物上或在涉及的记录和其他文件中混淆。如果合适,标识系统应包含物品群组的细分和物品在实验室内外部的传递。

（3）在接收检测或校准物品时,应记录异常情况或对检测或校准方法中所述正常（或规定）条件的偏离。当对物品是否适合于检测或校准存有疑问,或当物品不符合所提供的描述,或对所要求的检测或校准规定得不够详尽时,实验室应在开始工作之前问询客户,以得到进一步的说明,并记录下讨论的内容。

（4）实验室应有程序和适当的设施避免检测或校准物品在存储、处置和准备过程中发生退化、丢失或损坏。应遵守随物品提供的处理说明。当物品需要被存放或在规定的环境条件下养护时,应保持、监控和记录这些条件。当一个检测或校准物品或其一部分需要安全保护时,实验室应对存放和安全作出安排,以保护该物品或其有关部分的状态和完整性。

8. 检测和校准结果质量的保证

（1）实验室应有质量控制程序以监控检测和校准的有效性。所得数据的记录方式应便于可发现其发展趋势,如可行,应采用统计技术对结果进

行审查。这种监控应有计划并加以评审,可包括(但不限于)下列内容:

① 定期使用有证标准物质进行监控,和(或)使用次级标准物质开展内部质量控制;

② 参加实验室间的比对或能力验证计划;

③ 使用相同或不同方法进行重复检测或校准;

④ 对存留物品进行再检测或再校准;

⑤ 分析一个物品不同特性量的结果的相关性。

(2) 应分析质量控制的数据,当发现质量控制数据超出预先确定的判据时,应采取已计划的措施来纠正出现的问题,并防止报告错误的结果。

9. 结果报告

(1) 总则。实验室应准确、清晰、明确和客观地报告每一项检测、校准,或一系列的检测或校准的结果,并符合检测或校准方法中规定的要求。

结果通常应以检测报告或校准证书的形式出具,并且应包括客户要求的、说明检测或校准结果所必需的和所用方法要求的全部信息。在为内部客户进行检测和校准或与客户有书面协议的情况下,可用简化的方式报告结果。

（2）检测报告和校准证书。除非实验室有充分的理由，否则每份检测报告或校准证书应至少包括下列信息：

① 标题（例如"检测报告"或"校准证书"）；

② 实验室的名称和地址，进行检测和（或）校准的地点（如果与实验室的地址不同）；

③ 检测报告或校准证书的唯一性标识（如系列号）和每一页上的标识，以确保能够识别该页是属于检测报告或校准证书的一部分，以及表明检测报告或校准证书结束的清晰标识；

④ 客户的名称和地址；

⑤ 所用方法的识别；

⑥ 检测或校准物品的描述、状态和明确的标识；

⑦ 对结果的有效性和应用至关重要的检测或校准物品的接收日期和进行检测或校准的日期；

⑧ 如与结果的有效性或应用相关时，实验室或其他机构所用的抽样计划和程序的说明；

⑨ 检测和校准的结果，适用时，带有测量单位；

⑩ 检测报告或校准证书批准人的姓名、职务、签字或等效的标识；

⑪ 相关时，结果仅与被检测或被校准物品有

关的声明。

（3）检测报告。

① 当需对检测结果作出解释时，除了前述所列的要求之外，检测报告中还应包括下列内容：

——对检测方法的偏离、增添或删节，以及特定检测条件的信息，如环境条件；

——相关时，符合（或不符合）要求和（或）规范的声明；

——适用时，评定测量不确定度的声明。当不确定度与检测结果的有效性或应用有关，或客户的指令中有要求，或当不确定度影响到对规范限度的符合性时，检测报告中还需要包括有关不确定度的信息；

——适用且需要时，提出意见和解释；

——特定方法、客户或客户群体要求的附加信息。

② 当需对检测结果作解释时，对含抽样结果在内的检测报告，除了前述所列的要求之外，还应包括下列内容：

——抽样日期；

——抽取的物质、材料或产品的清晰标识（适当时，包括制造者的名称、标示的型号或类型和相应的系列号）；

——抽样位置，包括任何简图、草图或照片；

——列出所用的抽样计划和程序；

——抽样过程中可能影响检测结果解释的环境条件的详细信息；

——与抽样方法或程序有关的标准或规范，以及对这些规范的偏离、增添或删节。

（4）校准证书。

① 如需对校准结果进行解释时，除了前述所列的要求之外，校准证书还应包含下列内容：

——校准活动中对测量结果有影响的条件（例如环境条件）；

——测量不确定度和（或）符合确定的计量规范或条款的声明；

——测量可溯源的证据。

② 校准证书应仅与量和功能性测试的结果有关。如欲作出符合某规范的声明，应指明符合或不符合该规范的哪些条款。

当符合某规范的声明中略去了测量结果和相关的不确定度时，实验室应记录并保存这些结果，以备日后查阅。

作出符合性声明时，应考虑测量不确定度。

③ 当被校准的仪器已被调整或修理时，应报告调整或修理前后的校准结果（如果可获得）。

④ 校准证书（或校准标签）不应包含对校准时间间隔的建议，除非已与客户达成协议。该要

求可能被法规取代。

（5）意见和解释。当含有意见和解释时，实验室应把作出意见和解释的依据制定成文件。意见和解释应在检测报告中清晰标注。

（6）从分包方获得的检测和校准结果。当检测报告包含了由分包方所出具的检测结果时，这些结果应予清晰标明。分包方应以书面或电子方式报告结果。

当校准工作被分包时，执行该工作的实验室应向分包给其工作的实验室出具校准证书。

（7）结果的电子传送。当用电话、电传、传真或其他电子或电磁方式传送检测或校准结果时，应满足本标准的要求。

（8）报告和证书的格式。报告和证书的格式应设计为适用于所进行的各种检测或校准类型，并尽量减小产生误解或误用的可能性。

（9）检测报告和校准证书的修改。对已发布的检测报告或校准证书的实质性修改，应仅以追加文件或信息变更的形式，并包括如下声明："对检测报告（或校准证书）的补充，系列号……（或其他标识）"，或其他等效的文字形式。这种修改应满足本标准的所有要求。

当有必要发布全新的检测报告或校准证书时，应注以唯一性标识，并注明所替代的原件。

三、放射诊疗工作
场所防护检测

(一) 法律渊源

《中华人民共和国职业病防治法》第二十五条第二款规定：对放射工作场所和放射性同位素的运输、贮存，用人单位必须配置防护设备和报警装置，保证接触放射线的工作人员佩戴个人剂量计。

《放射诊疗管理规定》第二十一条规定：医疗机构应当定期对放射诊疗工作场所、放射性同位素储存场所和防护设施进行放射防护检测，保证辐射水平符合有关规定或者标准。

(二) 检测的开展

1. 检测类型

（1）委托检测。此类检测为医疗机构委托取得卫生行政部门资质认证的放射卫生技术服务机构开展的检测，可以是验收检测、状态检测或者稳定性检测。

（2）监督检测。此类检测为卫生监督机构依据有关法律法规、技术标准对医疗机构开展主动检测。卫生监督机构开展检测必须符合国家计量认证有关规定。

2. 检测标准

目前放射诊疗设备性能检测主要依据的标准如下：

GB 18871—2002 电离辐射防护与辐射源安全基本标准；

GBZ 120—2006 临床核医学放射卫生防护标准；

GBZ 121—2017 后装 γ 源近距离治疗放射防护要求；

GBZ 126—2011 电子加速器放射治疗放射防护要求；

GBZ 128—2016 职业性外照射个人监测规范；

GBZ 130—2013 医用 X 射线诊断放射防护要求；

GBZ 131—2017 医用 X 射线治疗放射防护要求；

GBZ 134—2002 放射性核素敷贴治疗卫生防护标准；

GBZ 136—2002 生产和使用放射免疫分析试剂(盒)卫生防护标准；

GBZ 161—2004 医用 γ 射束远距治疗防护与安全标准；

GBZ 165—2012 X 射线计算机断层摄影放射

防护要求；

GBZ 178—2017 粒籽源永久性植入治疗放射防护要求；

GBZ/T 180—2006 医用 X 射线 CT 机房的辐射屏蔽规范；

GBZ/T 257—2014 移动式电子加速器术中放射治疗的放射防护要求；

GBZ 264—2015 车载式医用 X 射线诊断系统的放射防护要求。

3. 检测仪器

开展检测需要配备并使用与检测项目相对应的仪器、模体等。具体配置要求参见"模块二-课程五　放射卫生技术服务机构监督"的"仪器设备"小节。

(三) 质量控制

见上一章"放射诊疗设备性能检测"。

参考文献

卫生部卫生法制与监督司、中国疾病预防控制中心职业卫生与中毒控制所.建设项目职业病危害评价[M].北京：中国人口出版社,2003.

模块三

职业卫生监督

课程七　职业卫生基础知识

一、职业病危害因素

职业病危害因素是指在工作环境中存在的对人体健康有不良影响的有害因素,包括化学因素、物理因素、生物因素和其他职业有害因素。

(一) 工作场所中职业病危害因素按其来源可分为三类:

(1) 生产工艺过程中产生的有害因素:如铅、苯系物,氯、汞等生产性毒物;生产性粉尘、噪声、电离辐射及传染性病原体等。

(2) 劳动过程中的有害因素:如劳动组织和制度不合理,劳动作息制度不合理,劳动强度过大或生产定额不当,劳动者精神(心理)性职业紧张;长时间处于不良体位或姿势,或使用不合理的工具劳动等。

(3) 生产环境中的有害因素:包括自然环境

因素的作用,如炎热季节高温辐射,寒冷季节因窗门紧闭而通风不良等;厂房建设或布局不合理,如有毒工段和无毒工段安排在一个车间,由不合理生产过程所致环境污染等。

(二) 劳动者在生产过程中存在或接触的职业病危害因素按其类别大致可分为四类:

(1) 化学因素:包括毒物和粉尘。常见的有刺激性气体(如氯、氨、氮氧化物)、窒息性气体(如一氧化碳、硫化氢)、有机溶剂(如苯、甲醇、汽油)、农药等;生产性粉尘中的矽尘、煤尘、石棉尘、电焊尘、有机粉尘等。

(2) 物理因素:包括噪声、振动、X 射线、γ 射线、异常的气象条件(高温、低温、高湿)和异常气压(高气压、低气压)。

(3) 生物因素:如附着在皮毛上的炭疽杆菌、医务工作者接触到的生物传染性病原物等。

(4) 在作业过程中产生的其他职业有害因素:如劳动组织制度不合理、劳动作息制度不合理,精神(心理)性职业紧张,劳动强度过大或生产定额不当,视力紧张,不良体位或不合理工具等。

(三) 职业病危害因素进入人体的途径主要包括:

(1) 呼吸道:这是职业病危害因素侵入人体

最主要的途径。凡是气体、液体、气溶胶、(粉尘；烟、雾)均能通过呼吸道吸收,如硫化氢、苯及其同系物、各种粉尘等。

（2）皮肤：某些职业病危害因素可透过完整皮肤而进入人体,当皮肤有破损时,不能经完整皮肤吸收的毒物也能大量吸收。脂溶性毒物可经皮肤吸收(如芳香族的氨基,硝基化合物,金属的有机化合物,有机磷化合物,苯及其同系物等)。个别金属(如汞)、某些气态毒物(如氰化氢)也可经皮肤吸收。

（3）消化道：在生产过程中,职业病危害因素一般不易经消化道进入人体。发生意外或不注意个人卫生时,毒物经污染的手、衣物、食品而进入体内。哺乳期妇女可经乳汁把毒物传给婴儿引起中毒。

（四）不同的职业病危害因素对人体健康的影响有不同的特点：

1. 刺激性气体的危害

刺激性气体是指对眼、呼吸道黏膜和皮肤具有刺激作用的一类有害气体,在化学工业中最常见。

常见的刺激性气体有氯气、光气、二氧化硫、氮氧化物、甲醛、硫酸二甲酯、氯化氢、氨、臭氧等。

刺激性气体对机体作用的特点是对皮肤、黏膜有刺激作用。接触低浓度的刺激性气体，主要引起上呼吸道和眼结膜的刺激症状。比如眼结膜充血、流泪、流涕、咽干、咳嗽、胸闷等。接触高浓度刺激性气体可引起严重的呼吸系统疾病，像化学性肺炎、肺水肿，这时病人出现严重呼吸困难、咯白色或粉红色泡沫痰、发绀等，不及时抢救会有生命危险。

2. 窒息性气体的危害

窒息性气体是一类对机体能产生严重危害的有毒气体。它可使机体吸收氧和利用氧的功能发生障碍，导致机体缺氧。窒息性气体可造成人体系统损伤，但对神经系统的损害最为重要。接触低浓度窒息气体可造成头痛、头晕、恶心、胸闷、心悸等症状，接触高浓度窒息性气体可引起昏迷休克，甚至可造成电击样死亡。

常见的窒息性气体有一氧化碳、硫化氢、氰化氢等。这些化合物进入机体后导致的组织细胞缺氧各不相同。一氧化碳进入体内后主要与红细胞的血红蛋白结合，形成碳氧血红蛋白，以致使红细胞失去携氧能力，从而组织细胞得不到足够的氧气。氰化氢进入机体后，氰离子直接作用于细胞色素氧化酶，使其失去传递电子能力，结果导致细胞不能摄取和利用氧,引起细胞内窒息。甲烷本身对机体无明显的毒害,其造成的组织细胞缺氧,实际是由于吸入气中氧浓度降低所致的缺氧性窒息。硫化氢进入机体后的作用是多方面的。硫化氢与氧化型细胞色素氧化酶中的三价铁结合,抑制细胞呼吸酶的活性,导致组织细胞缺氧硫化氢可与谷胱甘肽的巯基结合,使谷胱甘肽失活,加重了组织细胞的缺氧另外,高浓度硫化氢通过对嗅神经、呼吸道黏膜神经及颈动脉窦和主动脉体的化学感受器的强烈刺激,导致呼吸麻痹,甚至猝死。

3. 有机溶剂对人体的危害

有机溶剂是一组低分子量的有机化合物,通常它们具有脂溶性、挥发性和易燃性。有机溶剂的使用十分广泛,如"稀料"(稀释油漆、树脂、黏合剂的溶液)、清洗剂、燃料、化工原料等。常见的有机溶剂有苯、甲苯、甲醇、正己烷、异丙醇等。

有机溶剂急性中毒主要表现为对神经系统的麻醉作用。长期超标准接触溶剂后,可表现神经行为功能异常,表现为疲劳、烦躁、遗忘、特别是近期记忆力下降,轻者在停止接触后可恢复,重者可影响工作能力,甚至日常生活能力。正己烷、二硫化碳、三氯乙烯等还可引起肢体感觉麻木、肌肉萎缩等典型的周围神经病。苯及其代谢物对造血系统产生影响，主要是可通过损害造血干细胞，导致持续性白细胞减少，血小板减少，严重者引起全血细胞减少、白血病等。此外对呼吸、心血管系统等也有一定的损害。

4. 噪声对人体的危害

凡是能使人感到厌烦或不需要的声音统称噪声，在生产过程中产生的频率和强度没有规律、听起来使人感到厌烦的声音统称生产性噪声或工业噪声。生产性噪声包括机械性噪声：如冲压、打磨发出的声音；流体动力性噪声：如空气压缩或释放（汽笛）发出的声音和电磁性噪声：如变压器发出的声音。

噪声主要引起听力障碍，也就是说噪音可以造成耳聋。此外，噪音对神经系统、心血管系统、内分泌系统等也可产生影响，长期接触噪音可导致多梦、失眠、记忆力下降、心慌、血压不稳等症状，最严重的危害是噪音性耳聋。

5. 粉尘对人体的危害

粉尘指能较长时间悬浮在空气中的固体微粒。生产性粉尘指在生产中形成的，并能长时间漂浮在车间空气中的固体微粒。粉尘漂浮于空气中，主要通过呼吸道侵入人体。粉尘作为一种异物，随呼吸进入呼吸道，首先引起一系列清除机制的反应,使大部分粉尘排出体外,过量的粉尘则可沉积在肺内引起病理性反应。粉尘对健康的影响是这一系列生理反应和病理反应的过程和结局。

粉尘对人体的危害主要表现为对呼吸系统的影响,如长期接触粉尘后会出现咳嗽、咳痰、呼吸困难,重者 X 光片检查发现有肺组织纤维化。

(五) 职业病危害因素分类目录和行业列举

1. 职业病危害目录分类目录

2015 年,国家卫生计生委、安全监管总局、人力资源社会保障部和全国总工会联合组织对职业病危害因素分类目录进行了修订,新版《职业病危害因素分类目录》已于 2015 年 11 月 17 日颁布并实施,2002 年 3 月 11 日原卫生部印发的《职业病危害因素分类目录》同时废止。

2. 行业列举

根据我国《工业系统有害作业工种分类和代码》(中华人民共和国卫生部技术规范 卫监发〔1995〕第 27 号),以下列举了金属制品业、金属表面处理业、金属熔炼及压延业、机械工业、电气机械及器材制造、电子及通讯器材制造、轻工及日用品制造、非金属矿物制品制造业、化学工业及制品业等九大重点行业工种职业病危害因素分布情况:

1. 金属制品业

行业	工种名称	主要工艺描述	可能涉及的职业病危害识别
1.1 工业金属制品制造	金属拉丝	扎拉机将较粗的金属线材拉拔成一定规格的细丝	石灰石粉尘（润滑作业）、噪声
	金属退火	升温至550～600℃使金属在结晶回复塑性等	高温
	金属酸洗	浸入一定浓度的酸、碱中，去除表面氧化层和杂质	氢氧化钠、盐酸或氯化氢、硫酸、硫酸、硝酸（视使用的具体酸碱类别而定）
	金属纱网编织制绳等	将金属丝使用专用编织设备制成纱网或绳	噪声
	金属材料切割	使用切割器（多通过氧气和乙炔块的燃烧）切割下所需规格的金属材料	金属粉尘、氧化锌（镀锌金属板）、高温、噪声、紫外线
	金属构件铆接	用铆钉机通过铆钉将金属连接起来	噪声、振动
	金属抛丸	使用喷砂设备借压缩空气将铁丸冲击金属表面，除去其氧化层	金属粉尘、噪声

行业工种名称		主要工艺描述	可能涉及的职业病危害识别
1.1 工业金属制品制造	金属喷砂	使用喷砂设备借压缩空气将砂子冲击金属表面,除去其氧化层	矽尘、噪声
	金属构件修整	用火焰喷枪对金属构件进行加温修整	乙炔、高温、噪声
	金属落料	用落料机切下一定规格的金属坯料	噪声
	金属锻打	用锻打机械队金属工件加热后锻打	高温、噪声、振动
	金属磨光	用磨床或磨轮对金属工件表面进行打磨去除砂眼、飞翅、氧化层等	砂轮磨尘、噪声
	金属抛光	用抛光机的高速运转去除金属表面的细小磨痕和小裂痕,使之呈现一定光亮度	抛光尘
1.2 搪瓷制造	钢板热成型	搪瓷配料加入压机或卷板机加热成型	高温
	搪瓷生烧	加热至650~700℃,去除表面油污清除应力	高温
	搪瓷镍洗	搪瓷坯料加入硫酸镍或硫酸铵中使表面形成覆盖层,增加搪瓷坯料表面的密着能力	镍及其化合物、硫酸

行业工种名称		主要工艺描述	可能涉及的职业病危害识别
1.2 搪瓷制造	搪瓷脱脂	用碱性溶液使表面油脂皂化而被去除	氢氧化钠、氢氧化钾
	搪瓷酸洗	用酸性溶液浸泡去除表面铁锈和铁鳞	磷酸、硫酸、盐酸或氯化氢
	搪瓷喷花	通过压缩空气将瓷釉浆喷在坯体表面	矽尘
	搪瓷烧成	将涂有釉浆的制品放入窑炉内	高温
1.3 铝制品制造	铝制品熔炼	铝锭、铝边角料投入熔炼炉成为液态铝	氧化铝尘、高温
	铝制品浇铸	铝液交到铸模内形成铸锭	高温
	铝制品热轧	Retail 铝锭放入热轧机中形成铝片病改变其结晶组织。	高温、噪声
	铝制品冷轧	铝片的进一步轧制	噪声
	铝制品浸洗	使用氢氧化钠溶液表面油污皂化并用硝酸中和残液	氢氧化钠、硝酸
	铝制品砂光	用砂光机的摩擦作用去除表面油污杂质	氧化铝尘

行业工种名称		主要工艺描述	可能涉及的职业病危害识别
1.3 铝制品制造	铝制品抛光	用抛光设备去面产品表面的机械伤痕和加工痕迹，使之达到一定的光洁度	氧化铝粉尘、抛光尘
	铝制品氧化	将产品放入硫酸或草酸电解液氧化处理槽中，使其表面生成人工氧化膜	硫酸、草酸
1.4 焊材制造	焊药制备、配料	将构成焊皮的各种材料制成粉末状，安装不同焊材的配方比例称量配制，加入混料机内混合、搅拌	矽尘、大理石尘、铝尘、有机粉尘、锰尘、镍及其化合物、铬及其化合物、高温、噪声
	焊芯酸洗	低浓度酸液将钢丝皮的氧化皮处理干净	硫酸、盐酸
	焊芯制备	用拉丝机将钢丝拉成一定直径的焊芯	噪声
	焊条涂药	用压涂机将焊药涂在焊芯圆周并表面并晾干	滑石尘、噪声
	焊条烘焙	焊条放入烘焙炉进一步烘干	高温、锰烟
	焊粉制备、筛选	将各种原料按要求量称量配比放入混合机内混合均匀，送入熔炉内再经雾化后成为焊粉，筛选后获得各种工艺需要的焊粉	石墨粉尘、铬及其化合物、镍及其化合物、高温

行业工种名称		主要工艺描述	可能涉及的职业病危害识别
1.4 焊材制造	焊锡丝制备	将各原料按照工艺要求量称配比，混合熔化浇铸成焊丝坯料并经挤压成为焊锡丝	二氧化锡、氧化锌、铜烟、高温
1.5 其他金属制品制造		通过各种冲、剪、锯、铇等设备，制成各种形状的金属制品	噪声
		金属表面去脂增加光亮或增加涂层提高其抗氧化性能增加美观	氢氧化钠；二甲苯、沥青（视涂层性质而定）

2. 金属表面处理业

行业工种名称		主要工艺描述	可能涉及的职业病危害识别
2.1 电镀	溶剂去油	用有机溶剂去除工件表面的油污	汽油、煤油、四氯化碳、三氯乙烯、乙醇等（视使用的有机溶剂不同）
	化学除油	利用碱去除工件表面的皂化油，用表面活性剂的乳化作用除去工件表面非皂化油，用酸中和碱液	氢氧化钠、硫酸

行业工种名称		主要工艺描述	可能涉及的职业病危害识别
	电解除油	在碱性溶液中通入直流电,工件为阴极或阳极,用析出的气体对溶液的搅拌作业进一步加速工件表面油脂的酯化和乳化	氢氧化钠
	镀件浸蚀	将工件浸入酸碱溶液中,去除表面氧化皮、不良表层结构,粗化工件表面等	硫酸、氟化氢及氟化物、氯化氢或盐酸、硝酸
	镀件磨光	用磨光轮抛磨工件表面达到一定的光洁度	噪声、砂轮磨尘
2.1 电镀	镀件抛光	用较软材料对工件表面进一步抛光提高光洁度	抛光尘、噪声
	镀件喷砂	使用喷砂设备借压缩空气将砂子冲击金属表面,除去其氧化层、毛刺、锈斑等	砂尘、噪声
	镀件刷光	用金属丝刷作砂光轮去除锈皮、污垢	金属粉尘、噪声
	镀件滚光	在滚筒机中,用磨料和工件之间的摩擦作用进行磨削、整平	噪声

行业工种名称		主要工艺描述	可能涉及的职业病危害识别
2.1 电镀	镀锌	工件浸入镀锌槽，主要用于黑色金属	氧化锌、氯化锌、锌化合物、氢氧化钠、氰化铵、氯化氢及氢氰酸、氰化物
	镀镉	工件浸入镀镉槽，主要有氰化镉和较盐镀镉	镉及其化合物中毒、镍化合物、氯化铵、氰化氢及氢氰酸、氰化物
	镀锡	工件浸入镀锡槽，主要有碱性及酸性镀锡	氢氧化钠、盐酸
	镀银	工件浸入镀银槽，主要有氰化镀银、无氰镀银、磺基水杨酸酸镀银等镀银方式	氢氧化钾、硫酸、氯化氢及氢氰酸、氰化氢及氢氰酸、氰化物
	镀铜	工件浸入镀铜槽，主要有氰化镀铜、光亮硫酸盐镀铜等	氢氧化钠、硫酸、氰化氢及氢氰酸、氰化物
	镀镍	工件浸入镀镍槽，主要有镀暗镍、光亮镍、黑镍等	镍化合物、锌化合物、硫酸、氯化盐或盐酸
	镀铬	工件浸入镀铬槽，主要有防护-装饰性镀铬、耐磨镀铬、乳白色镀铬、镀黑铬、多孔性镀铬等	铬及其化合物、硫酸、氰化及其化合物

行业工种名称		主要工艺描述	可能涉及的职业病危害识别
2.1 电镀	镀青铜	工件浸入镀青铜槽,主要分低锡、中锡、高锡青铜镀层三类	氢氧化钠、氧化氢及氢氰酸、氰化物
	镀黄铜	工件浸入镀黄铜槽,主要有铜锌合金镀层,可做防护兼装饰性电镀或铜软件镀锡、镍、镉、银的中间层	氧化氢及氢氰酸、氰化物
	镀件驱氢	镀件在烘箱或油槽中保持一定的温度和时间,驱氢以保证工件的强度	高温
	镀件钝化	对锌、镉、铜、银等金属镀层,在含有强氧化剂的溶液中进行化学或电化学处理,使其表面生成一层组织致密的薄膜	铬及其化合物、镍及其化合物、氧化锌、氢氧化钠、硫酸钡、硫酸、硝酸
	镀件干燥	干燥处理以防止镀层腐蚀产生水迹	高温
2.2 热处理	退火	根据不同钢种,将钢加热到一定温度,保持一段时间,然后缓慢冷却	高温
	正火	加温后取出,在空气中冷却	高温

行业	工种名称	主要工艺描述	可能涉及的职业病危害识别
2.2 热处理	淬火	用煤气、煤或油加热并保持一定时间，然后放入到淬火介质中（水、油、盐、碱）中急冷	氢氧化钠、氯气、氯化氢或盐酸、一氧化碳
	回火	淬火后加热并保持一定时间，在以一定速度冷却到室温	高温
	渗碳	将钢件置于富碳介质中加热，保温足够时间同提高表面碳浓度，使钢表面硬而内部韧性好	一氧化碳、苯、甲苯、甲醇、丙酮（视富碳介质不同）
	渗氮	将含氮物质分解产生的氮原子渗入工件表面，使钢表面硬镀镀有好且具防腐蚀性	氨
	碳氮共渗	将碳氮同时渗入工件表面	一氧化碳、苯、甲苯、甲醇、丙酮（视富碳介质不同）、氨
	工件喷砂	用压缩空气讲砂粒喷射到工件表面以去除氧化皮和不洁物	矽尘、噪声
	工件酸洗	用酸清楚工件表面氧化皮	硫酸、氯化氢或盐酸

行业工种名称		主要工艺描述	可能涉及的职业病危害识别
2.2 热处理	抛丸除锈	用高速铁丸对工件表面进行清理	金属粉尘、噪声
	发蓝	将金属工件放入浓碱或强氧化剂的沸腾溶液中加入使其表面生成四氧化三铁薄膜	氢氧化钠
	磷化	将工件放入磷酸盐溶液中浸泡	锰化合物
	铝浴	将工件解冻,然后在融化的铝介质中等温冷却	铅烟、高温
	外部清洗	常用汽油、乙醇、甲苯等有机溶剂清洗	无机粉尘、甲苯、汽油、乙醇
	除锈除锈	一般用同碱水煮洗、化学除油、喷射法除锈	矽尘、重铬酸盐、氢氧化钠、噪声、高温等
2.3 喷涂	机加工粗糙	通过车削和滚压使工件表面粗糙和结实	高温、噪声
	镍拉毛粗糙	用电解镍拉毛工件表面成峰窝状粗糙表面	噪声、无机粉尘、镍化合物
	喷砂粗糙	将砂喷射在工件表面形成密布的金属实体小坑	矽尘、无机粉尘、噪声
	电弧粗糙	金属丝作为电机,在金属表面形成凹凸粗糙表面	无机粉尘

行业工种名称		主要工艺描述	可能涉及的职业病危害识别
2.3 喷涂	腐蚀粗糙	用腐蚀液浸泡工件,使金属表面形成粗糙表面	重铬酸盐、磷酸、硫酸、氯化氢或盐酸
	电喷涂	用电弧发出的热量熔化金属丝,喷射到工件表面附成涂层	无机粉尘、高温、紫外线
	气(火焰)喷涂	用氧-乙炔燃烧的热量熔化金属丝,喷射到工件表面附成涂层	无机粉尘、乙炔、高温、紫外线
	等离子喷涂	金属颗粒穿过等离子焰流撞击到工件表面形成特殊功能的涂层	无机粉尘、高温、噪声、紫外线、射频辐射

3. 金属熔炼及压延业

行业工种名称	主要工艺描述	可能涉及的职业病危害识别
3.1 有色金属熔炼及压延业	将各种有色金属加入熔化炉,熔化成液态,将液态金属浇铸到各种金属中,冷却脱模,在通过锯切机、	有色金属烟尘级氧化物(视金属种类不同,常见的有烟尘、

行业工种名称	主要工艺描述	可能涉及的职业病危害识别
3.1 有色金属熔炼及压延业	铣面机、冷轧机、热轧机、挤压机穿孔机等将有色金属加工成所需的形状，通过酸洗、退火、淬火等工序进行工作的表面处理	（氧化锌、镉、锰烟尘、铜烟尘、镍化合物等）、高温、噪声、硫酸、射频辐射
3.2 黑色金属熔炼及压延业	将钢锭、钢坯等送入均热炉窑，达到所需温度进行热轧并进一步进行刚才的精整、轧、制、均整等操作成为所需形状的产品，再进行酸洗、电镀等进行金属表面处理	金属粉尘、一氧化碳、高温、噪声、硫酸、射频辐射等

4. 机械工业

	行业工种名称	主要工艺描述	可能涉及的职业病危害识别
4.1 铸锻	铸造型砂	使用混砂设备，将砂、黏土、煤粉、水等配制成造型用砂	砂尘
	铸造模型	用木材或其他非金属材料按转件形状尺寸加工制成模型	木尘、噪声

行业工种名称		主要工艺描述	可能涉及的职业病危害识别
4.1 铸锻	铸造熔炼	将铸造原料按配比加入熔炼设备，在高温下融化成金属熔融状态通常钢、铁铸造称为黑色铸造铜、铝等有色金属铸造称为有色铸造	高温、噪声、氧化铝、铜烟等（视金属原料不同，根据其含有的金属不同进行危害识别）
	铸造造型	通过工具用型砂、模型通过紧砂、起模、修型、合箱等制成铸型	砂尘、噪声、
	铸造浇铸	将熔融金属注入铸型中	高温、氧化铝、铜烟等（视金属原料不同）
	铸造落砂	先将铸件、铸型与砂箱分离，然后将型砂与铸件分离	砂尘、高温、噪声、振动
	铸件清理	对铸件浇冒口、清除型芯和芯铁、铲除披风、毛刺，清楚内外表面粘砂、病对铸件表面打磨、精整和校正	砂尘、无机粉尘、噪声、振动
	铸件初加工	用砂轮对铸件进行去毛边等加工	砂轮磨尘、噪声、振动

行业工种名称		主要工艺描述	可能涉及的职业病危害识别
4.1 铸锻	压铸铸造	用压铸机械将液态金属注入金属模型内，加压形成铸件	高温，噪声，振动，铝合金尘，铜烟等（视熔融金属而易）
	熔模铸造	用蜡模涂上石英砂，经干燥、硬化、失蜡，烧烧得到中空的型壳；再将熔融的金属液注入得到铸件	矽尘，氨、酚、醛、甲醛、铝合金尘、铜烟等（视熔融金属而易）
	锻造	用锻压设备对锻坯进行加工得到半成品	高温，噪声，振动
	落料	用冲压、剪切、锯切等设备将金属原料裁剪成一定尺寸和规格，部分还需进行校正成成型	金属粉尘，噪声，振动
4.2 钢结构、机械设备、船舶、汽车等制造	机加工	通过车削、刨削、铣削、磨削、钻镗、钳工等方式加工金属零部件	金属粉尘，噪声
	清洗	用溶剂、高温蒸气、超声波等进行清洗。溶剂一般使用汽油、乙醇、四氯化碳等	汽油、乙醇、四氯化碳、高温、噪声等
	焊接	手工电弧焊	利用电弧热，使焊条和基本金属熔化形成焊接头从而两金属连接在一起	电焊烟尘、锰烟尘、臭氧、氮氧化物、一氧化碳、紫外线

行业	工种名称	主要工艺描述	可能涉及的职业病危害识别
4.2 钢结构、机械设备、船舶、汽车等制造 焊接	埋弧焊	是电弧在颗粒状焊剂层下燃烧的焊接方式	氮氧化物、一氧化碳
	气体保护焊	二氧化碳气体通过喷嘴沿焊丝周围喷射出来，在电弧周围造成局部气体保护层	电焊烟尘、锰烟尘、臭氧、氮氧化物、一氧化碳、紫外线
	氩弧焊	氩气从焊枪的喷嘴喷出，在焊接区形成连续封闭的氩气层	电焊烟尘、臭氧、氮氧化物、一氧化碳、紫外线、噪声
	电渣焊	利用电流通过液态熔渣所产生的电阻热，使焊接和焊丝熔化形成焊缝	氮氧化物、一氧化碳、紫外线
	碳弧气刨	利用碳棒作电极，将焊件金属熔化，通过压缩空气吹走熔化金属形成沟槽	电焊烟尘、锰烟尘、紫外线
	气割	利用乙炔火焰将切割的金属预热到燃烧点，在喷射的高压氧气流，使金属形成氧化物并借助高压氧吹走氧化物	臭氧、氮氧化物、一氧化碳、乙炔、紫外线
	气焊	利用乙炔火焰末熔化焊件和焊丝进行焊接，同时火焰的气流又是熔化金属的保护介质	电焊烟尘、氮氧化物、一氧化碳、乙炔

行业	工种名称		主要工艺描述	可能涉及的职业病危害识别
4.2 钢结构、机械设备、船舶、汽车等制造	焊接	等离子弧焊	在气体保护下，利用压缩电弧（等离子电弧）进行焊接	射频辐射
	涂装	静电涂装	被涂物作阳极，涂料雾化气作为阴极，两极间形成高压静电场，使喷出的漆滴带点雾化，沿电力线方向吸附在被涂物上	苯、甲苯、二甲苯、甲醇、环己酮、乙酸丁酯
		电泳涂装	被涂物浸渍在水溶性涂料中，通入直流电，使涂料涂布在被涂物上	苯、甲苯、二甲苯
		擂涂	手工蘸漆措抹被涂物进行涂装	苯、甲苯、二甲苯
		刮涂	用刮刀对黏稠涂料进行厚膜涂装的方法	苯、甲苯、二甲苯
		喷涂	包括空气喷涂、无空气喷涂、自动喷涂等方法，先将涂料雾化成雾状，在气流的带动下，高速地将涂料涂着在被涂物上	苯、甲苯、二甲苯
		刷涂	用排刷或滚筒刷制手工涂漆	苯、甲苯、二甲苯

（续表）

行业	工种名称		主要工艺描述	可能涉及的职业病危害识别
4.2 钢结构机械设备、船舶、汽车等制造	涂装	浸漆	将被涂物全部浸入涂料中，在滴尽甩掉多余的涂料	苯、甲苯、二甲苯
		淋涂	涂料呈幕状落下，幕下的被涂物上漆	苯、甲苯、二甲苯
	调试		设备、船舶、汽车灯总装后的调试	噪声
	贴花、打标		在金属零部件表面粘贴何种商标、激光打上标签等	苯、甲苯、二甲苯、汽油、激光

5. 电气机械及器材制造

行业	工种名称	主要工艺描述	可能涉及的职业病危害识别
5.1 铅蓄电池	主要指铅蓄电池，部分蓄电池中铅加入梯金属	用铅锭熔化制成板栅；铅球破碎磨后的铅粉制成铅膏涂在板栅上制成极板，极板放进人硫酸中形成保护层病对极板用硫酸化成，将极板配组插入蓄电池槽中，焊上正负极，用封口剂将电池槽和电池盖封闭起来防冶电解液溢出杂质落入	铅烟、铅尘、高温、噪声、硫酸、煤尘、陶土尘、沥青

行业工种名称		主要工艺描述	可能涉及的职业病危害识别
5.2 镍镉电池	镍为阴极、镉为阴极的电池	镍熔化制成块经球磨成镍粉，压制成镍阳极；镉熔化制成块经烧结后进入碱液中生成氢氧化镉，压磨成镉粉后，压制后制成镉阴极；将阴阳两极按工艺要求进行装配焊接	镍及其化合物、高温、氢氧化钾、镉及其化合物
5.3 锌锰电池	锰阳极、锌为阴极组合成的电池	将炭黑、石墨、二氧化锰、氯化铵等按要求混合制成电粉；将氯化汞、氯化铵、氯化锌和电解液和电极粉按工艺配比混合制成电解液；最后将正极、负极、隔离层、封口材料等装配焊接成电芯	石墨粉尘、炭黑粉尘、锰烟、氯化铵、氯化汞、氯化锌、铝烟、沥青
5.4 电线电缆	电线电缆内芯	先将铜锭、铝锭等加热熔化经轧机轧制成杆材、酸洗去除氧化皮后使用专用模具将杆材拉成一定规格的线材并经热处理改善金属结构，经绞线机将多股线材绞制成电线电缆	高温、铅尘、铝烟、铝烟、氧化铝粉尘、硫酸、噪声
5.4 电线电缆	内芯处理	特殊用途的电线电缆材，需要进行镀银、镀锡、压铝等热处理	氟及其化合物、铝烟、盐酸、高温

行业工种名称		主要工艺描述	可能涉及的职业病危害识别
	绝缘处理	将聚醋漆、二甲苯、甲酚按工艺要求混合配置成涂料，将其涂布于线材表面经烘干后形成绝缘层。 其他绝缘处理的方式有通过将电线电缆浸入电油中进行浸渍；线材外包绝缘带、麻绳等将沥青溶化后涂于电线电缆外	苯、甲苯、二甲苯、甲酚 高温、沥青
5.4 电线电缆	电线电缆包皮	聚氯乙烯或聚四氟乙烯塑料经加热熔塑成胶状体，经挤塑机包于电线电缆表面，在冷水中冷却形成塑料包线。（挤塑） 将橡胶原料（炭黑、陶土、碳酸钙、硫磺、滑石粉、生胶等）扎成胶片，在挤橡胶机的作用下，将胶片包在电线电缆外面制成橡皮线。（挤胶）	氟及其化合物、氯乙烯、高温 滑石粉尘、陶土粉尘、炭黑粉尘、高温

6. 电子及通讯器材制造

行业工种名称		主要工艺描述	可能涉及的职业病危害识别
6.1	电路制造	将各种原料按配比进行称量，混合制成浆料，用丝网印刷将浆料印刷在陶瓷基片上，烧结使之带有阻值，再在专用设备中用清洗剂配合超声波进行清洗去除杂物，烘房内老化，激光调阻制成电路板	羰基镍，乙醇，铅烟，二氧化锡、高温、氢氟酸、氟化合物、异丙醇，高温，激光
6.2	电容器制造	使用机械设备或手工方式将瓷料、黏合剂，辅料等混合配制经球磨制成电容浆料，通过丝网印刷、薄膜成型、叠片、切割，烘干排胶、烧成、涂银等制成陶瓷、云母等电极；在电容塑内浇注环氧树脂涂层并烘干固化；在电容内芯上机械或手工涂布涂覆料并封装烘干电容引出线缠端涂锡	铅尘，铅烟，镉及其化合物，二甲苯，环氧树脂粉尘，丙酮，苯，乙烯
6.3	整流器制造	将配制好的环氧树脂浇入整流器模块外壳内并烘干，将引出线浸于丙酮或乙醇等溶液中并用刀片进行刮脚；用丙酮等有机溶剂清洗散热片上的油污	高温，苯，甲苯，二甲苯，丙酮，乙醇

（续表）

行业工种名称		主要工艺描述	可能涉及的职业病危害识别
6.4	电子元器件	电子器件用正己烷、溶剂汽油、三氯乙烯、三氯甲烷、异丙醇、乙醇等有机溶剂进行清洗去除表面油污；用滚筒油污；用滚磨及去除表面毛刺等	正己烷、溶剂汽油、三氯乙烯、三氯甲烷、三氯甲烷（视清洗剂种类不同而异）、噪声
6.5	电子器具制造	对完成电子元器件插件的电路板进行波峰焊接，焊接不完善的进行手工补焊；电子元器件的引线或接或焊接脚用搪锡炉进行铅锡合金或接锡合金镀层，装配好的电子器具进行各类性能调试	铅烟、二氧化锡、射频辐射等

7. 轻工及日用品制造

行业工种名称		主要工艺描述	可能涉及的职业病危害识别
7.1	皮鞋制造	通常包括帮料裁剪、料片刷胶粘合（常用汽油胶）、支跟包头、绷帮、砂帮脚、活化胶面、外底胶粘合（常用黄胶、大力胶等含苯、甲苯、二甲苯的胶水）、包鞋跟、皮革装修饰	苯、甲苯、二甲苯、汽油、甲醛、高温、噪声、皮毛粉尘、滑石尘

（续表）

行业工种名称		主要工艺描述	可能涉及的职业病危害识别
7.1 制鞋	鞋跟	用木、塑料、胶木、金属、树脂等各种材料制成鞋跟，可在鞋跟外表面喷漆、包皮革等	木尘、金属粉尘、树脂粉尘、塑料粉尘（视鞋跟材料而异）、高温、噪声、苯、甲苯、二甲苯、甲醛等
7.2 家具制造业	木质家具	根据家具规格应锯料机将木料（包括成材、人造板、竹、藤等）等制成毛坯料，进行烘干、定型、刨、普等将各种毛料制成各种形状、大小、表面粗糙度不同的家具零配件，用腻子修饰家具表面裂纹、疤结等疵结病砂光，将涂料、油漆等涂饰于家具表面	木尘、竹尘、噪声、高温、酚、甲醛、苯、甲苯、二甲苯、乙酸乙酯、氨
	金属家具	包括开料、清洗、焊接、打磨、油漆等，具体参照机械钢结构作业	噪声、高温、金属粉尘、电焊烟尘、锰烟尘、一氧化碳、氮氧化物、砂轮磨尘、苯、甲苯、二甲苯、硫酸

- 285 -

行业工种名称		主要工艺描述	可能涉及的职业病危害识别
7.3 印刷业	制版	活字铸造机活字排版、铅板制版使用已较少；当前多利用照相感光用尼龙或金属成丝网制成丝网印刷版、凹版滚筒；电脑激光照排制成平板胶印板	铅尘、铅烟、高温；重铬酸盐、硫酸、盐酸、射频辐射等
	印刷	手工或使用搅拌机将颜料、稀释剂、黏结料等油墨原料调配后，用图版印刷机、凹版印刷机、轮转机、胶印机等机械设备将各种类印刷版上的图文信息转印到纸张、棉布、塑料等承印物上	苯、甲苯、二甲苯、乙酸乙酯、乙醇、甲苯、噪声
	印后处理	对印刷后的印刷品进行上光、覆膜、UV上光、涂金箔等工艺处理，改善印刷品的表面光泽、增加防水性等	苯、甲苯、二甲苯、高温、噪声等
	印刷品成型	使用各种机械设备如背胶机、骑马钉机、装订机、折叠机等完成印刷平面印刷型和装订	噪声等

行业工种名称	主要工艺描述	可能涉及的职业病危害者识别
7.4 塑料制品业 印刷品成型	将各种原料、辅料、助剂等按照工艺配方进行称量，将物料加热，在熔融状态下，经注塑、吹塑、挤出、压延、层压等各类成型工艺后，制成各类塑料产品。废品经粉碎后可回用	聚乙烯、苯乙烯、丙烯腈、丁二烯、甲醛、盐酸（视塑料原辅材料种类和性质不同，加热温度不同等而异）、高温、塑料热解气、噪声、聚乙烯粉尘、聚丙烯粉尘、聚氯乙烯粉尘等
7.5 橡胶制品业 印刷品成型	将粉碎、过筛、干燥、研磨、烘胶切胶等工序处理的橡胶机各种橡胶配合剂混合进行塑炼和密炼制成混炼胶，加入配合剂、溶剂放入搅拌机制成胶浆、上浆橡胶制品骨架上进行浸胶或制胶、橡胶喷浆、上浆成型特殊用途的橡胶还需要加入一些特殊成分形成三维网状结构（橡胶硫化）橡胶表面还可涂上上光剂改善表面光泽度	炭黑粉尘、氧化锌、有机粉尘、高温硫化氢、二氧化硫、确及其化合物、汽油、矽尘、高温苯、甲苯、二甲苯、汽油

8. 非金属矿物制品制造业

行业工种名称		主要工艺描述	可能涉及的职业病危害识别
8.1 水泥	水泥制造	用破碎机将石灰质原料、黏土质原料与少量校正原料破碎成细小块状，用管磨、球磨等机械进一步磨细，与煤粉等进行成球、加热、配比；烟道、喂料等操作将生料投烧到1 800℃的水泥窑内煅烧，得到硅酸盐水泥熟料；冷却、破碎后加入适量石膏在水泥磨机上磨细得到水泥成品	石灰石粉尘、其他粉尘（无机粉尘）、噪声、煤尘、高温、水泥尘、石膏粉尘
	水泥制品	按一定配方，将水泥、石子、砂子等正确称量，加入水在搅拌机内充分拌匀即为混凝土混合料；人模并放入酸洗后的钢筋骨架成型；通过蒸汽加热混凝土增强其内部的结构	水泥尘、砂尘、噪声、硫酸、盐酸、高温等
8.2 玻璃	玻璃制造	用破碎机将块状料粉碎后，按照配方称量，混合送到炉窑加料口投入窑内，加热熔化成玻璃液，通过供料道经温度调整后用机械垂直或水平拉引成一定厚度、大小的玻璃，再送人退火窑经温火以消除内部应力均为匀内部结构	砂尘、石灰石粉尘、白云石粉尘、铝尘、锰尘、钽及其氧化物、三氧化二砷、砷化合物、噪声、高温、铅烟

行业工种名称		主要工艺描述	可能涉及的职业病危害识别
8.2 玻璃	玻璃制品	玻璃经钢化、焙烧等进一步强化其内部结构，去除表面污染物后，通过人工吹喷滚压等方法将玻璃制成玻璃制品，可进一步在玻璃表面印花、打磨、抛光、喷砂、腐蚀、镀膜（镀银）等进一步改善玻璃的外观、增加用途（镜子、瓶胆）	氢氟酸、氟及其化合物、硫酸、盐酸、高温、苯、甲苯、二甲苯、乙酸丁酯、玻璃粉尘、噪声、矽尘、金刚砂粉尘、氢氧化钠、氮氧化合物、氨
8.3 砖瓦		砖瓦的原料主要是黏土。黏土中二氧化硅含量达55.5%~71.6%，其次含有三氧化二铁和少量氧化钙、氧化镁。砖瓦生产过程包括破碎、过筛、搅拌、成型（制坯）、干燥、焙烧门	二氧化硅的粉尘、一氧化碳、高温、热辐射

9. 化学工业及制品业

行业工种名称	主要工艺描述	可能涉及的职业病危害识别
9.1 石油加工工业（石油全身都是宝，其各	通过电脱盐初馏、常压蒸馏、减压蒸馏等分离出石油的各个馏分：轻汽油、汽油、柴油、轻柴油、重柴	高温、一氧化碳、汽油、柴油、煤油、氢氧化钠、硫酸、有机粉尘、

行业工种名称	主要工艺描述	可能涉及的职业病危害识别
9.1 石油加工业（石油全身都是宝，其各种组分都可以通过物理化学等可行的方法分离出来，了解原材料、产品人的原辅材料是至关重要的）	通过电脱盐初馏、常压蒸馏、减压蒸馏等分离出石油的各个馏分：轻汽油、轻油、汽油、柴油、轻柴油、重柴油、减压馏分、减压渣油；进一步可通过、电化学精制、催化裂化及重油分馏等操作得到轻质成品油、柴油；经脱硫和气体分馏获得丙烷、丙烯、丁烷、丁烯；进一步通过加氢化、催化重整、高压分离、焦化烷、煤基化等获得苯、甲苯、二甲苯、正己烷、环己烷、煤油、航空煤油、沥青、润滑油等各类石油制品。现代石油加工业中，以上各种反应和操作均在各类化工设备、管道中进行	高温、一氧化碳、汽油、柴油、煤油、氢氧化钠、硫酸、有机粉尘、五氧化二钒、硫化氢、二氧化硫、甲硫醇、乙硫醇、丙烷、丙烯、丁烷、丁烯、磷酸、氨、氮氧化物、正己烷、环己烷、苯、甲苯、二甲苯、氟化氢、氟及其化合物、甲烷、沥青、润滑油等
9.2 煤气制造	原料煤通过破碎、水洗、精煤滤出后配煤送入炼焦炉形成焦炭；干馏后生成荒煤气经净化成为净化煤气，进一步脱氨、提纯、脱硫、脱氰后进入煤气柜在输配	煤尘、噪声、一氧化碳、焦油、高温、甲烷、3，4-苯并芘、苯、氨、硫化氢、氰化物、振动、沥青等
9.3 化学农药制造	包括有机磷、有机氯、氨基甲酸酯类、拟除虫菊酯类等类别的农药制造	职业病危害视所涉及的原辅材料、农药品种等而异，产生的主要环节是原料加料、农药品成品包装

行业工种名称		主要工艺描述	可能涉及的职业病危害识别
9.4 涂料、油漆制造		按配方和工艺要求,将各种原料称量,搅拌后进行球磨,与溶剂混合后成为漆浆,进一步加入各种颜料,溶剂使之达到一定的颜色和稠度后灌装或成包装成成品涂料	铅尘、汞、铬及其化合物、氧化锌、汽油、苯、甲苯、二甲苯、甲醇、噪声、环己酮、树脂、二氧化钛粉尘、氢氧化钠、硫酸、盐酸等(视油漆涂料的种类不同而异)
9.5 化学药制造	药物原料药制造	根据各种药物原料的配方,合成何种药物有效成分,包括药物合成、净化等,属于精细化工	视原料、催化剂、辅料、药物有效成分而异
	化学成药制造	根据工艺处方要求,将药物有效成分及辅料粉碎、混合,通过制湿粒、干燥、整粒、混合等制成药物颗粒,经压片机压成片剂,可装入胶囊、制成水针剂等供临床使用,在包装上因上标签等	各种药物粉尘、有机粉尘、滑石粉尘、一氧化碳、噪声、高温、二甲苯、甲醛等

二、职业病分类及目录

职业病是指企业、事业单位和个体经济组织等用人单位的劳动者在职业活动中，因接触粉尘、放射性物质和其他有毒、有害因素而引起的疾病。职业病的遴选遵循以下五个不可或缺的原则：

（1）有明确的因果关系或剂量反应关系。

（2）有一定数量的暴露人群。

（3）有可靠的医学认定方法。

（4）通过限定条件可明确界定职业人群和非职业人群。

（5）患者为职业人群，即存在特异性。

1957 年我国首次发布了《关于试行"职业病范围和职业病患者处理办法"的规定》，将职业病确定为 14 种，1987 年对其进行调整，增加到 9 类 99 种。2002 年，为配合《职业病防治法》的实施，原卫生部联合原劳动保障部发布了《职业病目录》，将职业病增加到 10 类 115 种。

近年来，随着我国经济快速发展，新技术、新材料、新工艺的广泛应用，以及新的职业、工种和劳动方式不断产生，劳动者在职业活动中接触的职业病危害因素更为多样、复杂。不少地方、部门和劳动者反映现行《职业病目录》历时 10 余年，已不能完全反映当前职业病现状,有必要进行适当调整。2011 年 12 月 31 日,第十一届全国人民代表大会常务委员会第二十四次会议审议通过了《关于修改〈中华人民共和国职业病防治法〉的决定》,其中规定"职业病的分类和目录由国务院卫生行政部门会同国务院安全生产监督管理部门、劳动保障行政部门制定、调整并发布。工会组织依法对职业病防治工作进行监督,维护劳动者的合法权益"。根据《职业病防治法》的有关规定,为切实保障劳动者健康及其相关权益,国家卫生计生委、国家安全监管总局、人力资源社会保障部和全国总工会联合对《职业病分类和目录》进行了调整,新版《职业病分类和目录》已于 2013 年 12 月 23 日颁布并实施。

　　2002 年,原卫生部联合原劳动保障部发布了《职业病目录》,将职业病增加到 10 类 115 种,与 1987 年职业病分类比较,增加 1 类,即将职业性放射性疾病从物理因素所致疾病分类中提出,单独分为一类。2013 年《职业病分类和目录》调整,仍然将职业病分为 10 类,但对 3 类的分类名称做了调整。为了保持与《职业防治法》中关于职业病分类和目录表述一致,将原《职业病目录》修改为《职业病分类和目录》。2013 年修订后新版《职业病分类和目录》由原来的 115 种职业病调整为

132 种（含 4 项开放性条款），其中新增 18 种，对 2 项开放性条款进行了整合，另外，对 16 种职业病的名称进行了调整。调整后仍然将职业病分为 10 类，其中 3 类的分类名称做了调整，一是将原"尘肺"与"其他职业病"中的呼吸系统疾病合并为"职业性尘肺病及其他呼吸系统疾病"；二是将原"职业中毒"修改为"职业性化学中毒"；三是将"生物因素所致职业病"修改为"职业性传染病"。

《职业病分类和目录》的调整遵循以下原则：

（1）坚持以人为本，以维护劳动者健康及其相关权益为宗旨。

（2）结合我国职业病防治工作的实际，突出重点职业病种。

（3）与我国现阶段经济社会发展水平和工伤保险承受能力相适应。

（4）保持《目录》的连续性和可操作性。

（5）建立《目录》动态调整的工作机制。

（6）公开、透明，充分听取各方面的意见。

2013 年新版《职业病分类和目录》调整倾向生产一线作业人员。例如煤炭、冶金、有色金属、化工、林业、建材、机械加工行业作业人员，另外，还涉及低温作业人员、医疗卫生人员和人民警察等。

2013 年修订后新版《职业病分类和目录》（国

卫疾控发〔2013〕48 号）内容如下：

《职业病分类和目录》

一、职业性尘肺病及其他呼吸系统疾病
（一）尘肺病
1. 矽肺
2. 煤工尘肺
3. 石墨尘肺
4. 炭黑尘肺
5. 石棉肺
6. 滑石尘肺
7. 水泥尘肺
8. 云母尘肺
9. 陶工尘肺
10. 铝尘肺
11. 电焊工尘肺
12. 铸工尘肺
13. 根据《尘肺病诊断标准》和《尘肺病理诊断标准》可以诊断的其他尘肺病
（二）其他呼吸系统疾病
1. 过敏性肺炎
2. 棉尘病
3. 哮喘
4. 金属及其化合物粉尘肺沉着病（锡、铁、锑、钡及其化合物等）
5. 刺激性化学物所致慢性阻塞性肺疾病

6. 硬金属肺病
二、职业性皮肤病
1. 接触性皮炎
2. 光接触性皮炎
3. 电光性皮炎
4. 黑变病
5. 痤疮
6. 溃疡
7. 化学性皮肤灼伤
8. 白斑
9. 根据《职业性皮肤病的诊断总则》可以诊断的其他职业性皮肤病
三、职业性眼病
1. 化学性眼部灼伤
2. 电光性眼炎
3. 白内障(含放射性白内障、三硝基甲苯白内障)
四、职业性耳鼻喉口腔疾病
1. 噪声聋
2. 铬鼻病
3. 牙酸蚀病
4. 爆震聋
五、职业性化学中毒
1. 铅及其化合物中毒(不包括四乙基铅)

2. 汞及其化合物中毒
3. 锰及其化合物中毒
4. 镉及其化合物中毒
5. 铍病
6. 铊及其化合物中毒
7. 钡及其化合物中毒
8. 钒及其化合物中毒
9. 磷及其化合物中毒
10. 砷及其化合物中毒
11. 铀及其化合物中毒
12. 砷化氢中毒
13. 氯气中毒
14. 二氧化硫中毒
15. 光气中毒
16. 氨中毒
17. 偏二甲基肼中毒
18. 氮氧化合物中毒
19. 一氧化碳中毒
20. 二硫化碳中毒
21. 硫化氢中毒
22. 磷化氢、磷化锌、磷化铝中毒
23. 氟及其无机化合物中毒
24. 氰及腈类化合物中毒

25. 四乙基铅中毒
26. 有机锡中毒
27. 羰基镍中毒
28. 苯中毒
29. 甲苯中毒
30. 二甲苯中毒
31. 正己烷中毒
32. 汽油中毒
33. 一甲胺中毒
34. 有机氟聚合物单体及其热裂解物中毒
35. 二氯乙烷中毒
36. 四氯化碳中毒
37. 氯乙烯中毒
38. 三氯乙烯中毒
39. 氯丙烯中毒
40. 氯丁二烯中毒
41. 苯的氨基及硝基化合物(不包括三硝基甲苯)中毒
42. 三硝基甲苯中毒
43. 甲醇中毒
44. 酚中毒
45. 五氯酚(钠)中毒
46. 甲醛中毒
47. 硫酸二甲酯中毒

48. 丙烯酰胺中毒
49. 二甲基甲酰胺中毒
50. 有机磷中毒
51. 氨基甲酸酯类中毒
52. 杀虫脒中毒
53. 溴甲烷中毒
54. 拟除虫菊酯类中毒
55. 铟及其化合物中毒
56. 溴丙烷中毒
57. 碘甲烷中毒
58. 氯乙酸中毒
59. 环氧乙烷中毒
60. 上述条目未提及的与职业有害因素接触之间存在直接因果联系的其他化学中毒
六、物理因素所致职业病
1. 中暑
2. 减压病
3. 高原病
4. 航空病
5. 手臂振动病
6. 激光所致眼（角膜、晶状体、视网膜）损伤
7. 冻伤
七、职业性放射性疾病

1. 外照射急性放射病
2. 外照射亚急性放射病
3. 外照射慢性放射病
4. 内照射放射病
5. 放射性皮肤疾病
6. 放射性肿瘤（含矿工高氡暴露所致肺癌）
7. 放射性骨损伤
8. 放射性甲状腺疾病
9. 放射性性腺疾病
10. 放射复合伤
11. 根据《职业性放射性疾病诊断标准（总则）》可以诊断的其他放射性损伤
八、职业性传染病
1. 炭疽
2. 森林脑炎
3. 布鲁氏菌病
4. 艾滋病（限于医疗卫生人员及人民警察）
5. 莱姆病
九、职业性肿瘤
1. 石棉所致肺癌、间皮瘤
2. 联苯胺所致膀胱癌
3. 苯所致白血病
4. 氯甲醚、双氯甲醚所致肺癌

5. 砷及其化合物所致肺癌、皮肤癌
6. 氯乙烯所致肝血管肉瘤
7. 焦炉逸散物所致肺癌
8. 六价铬化合物所致肺癌
9. 毛沸石所致肺癌、胸膜间皮瘤
10. 煤焦油、煤焦油沥青、石油沥青所致皮肤癌
11. β-萘胺所致膀胱癌
十、其他职业病
1. 金属烟热
2. 滑囊炎(限于井下工人)
3. 股静脉血栓综合征、股动脉闭塞症或淋巴管闭塞症(限于刮研作业人员)

三、职业卫生法律法规

　　劳动者职业健康直接影响一个国家的生产力发展水平和发展质量。改革开放 30 多年来,我国经济发展速度迅速,但由于经济发展不平衡,高新技术和传统工业交错所带来的职业病危害也日益凸显,职业病问题已成为威胁我国劳动力资源可持续发展、制约社会经济发展的因素之一。高度重视职业病防治,保护劳动者健康已成为各级政府的职责。经过几十年努力,我国职业病防治的法制化建设得到加强,职业病防治法律、法规、部门规章等法律体系建设日益完善。

我国的职业卫生法律法规大体分为专项法律法规、非专项法律法规、国务院及有关部委发布的各种规范性文件三大类,自 2002 年 5 月 1 日《中华人民共和国职业病防治法》(以下简称《职业病防治法》)正式颁布实施后,为保证职业卫生工作的有效开展,卫生部相继发布了一系列与《职业病防治法》相关的配套卫生规章和规范性文件,其中包括《国家职业卫生标准管理办法》《职业病危害项目申报管理办法》《建设项目职业病危害分类管理办法》《职业健康监护管理办法》《职业病诊断与鉴定管理办法》《职业病危害事故调查处理办法》《职业卫生技术服务机构管理办法》以及《职业病分类目录》《职业病危害因素分类目录》《建设项目职业病危害评价规范》《建设项目职业卫生审查规定》等多个卫生规章和规范性文件。此外,国务院颁布的《中华人民共和国尘肺病防治条例》《女职工劳动保护规定》《放射性同位素与射线装置放射防护条例》《使用有毒物品作业场所劳动保护条例》以及卫生部后续发布的其他相关卫生规章,都是职业病防治法律体系的组成部分,同时具有法律效力。

(一) 中华人民共和国职业病防治法

《职业病防治法》2002 年 5 月 1 日起实施,是我国 21 世纪颁布的第一部卫生单行法律。它以保护广大劳动者健康及其相关权益为宗旨,规定了我国在预防、控制和消除职业病危害、防治职业病中的各种相关法律制度。2011 年全国人大常委会对该法进行了修订,并于 2011 年 12 月 31 日颁布实施新修订的《职业病防治法》。2016 年全国人大常委会对该法进行了二次修正,于 2016 年 7 月 2 日通过及公布,并自公布之日起施行。2017 年全国人大常委会再次对该法进行了第三次修正,于 2017 年 11 月 4 日通过及公布,并自 2017 年 11 月 5 日起施行。

《职业病防治法》规定了"国家实行职业卫生监督制度。国务院安全生产监督管理部门、卫生行政部门、劳动保障行政部门依照本法和国务院确定的职责,负责全国职业病防治的监督管理工作。国务院有关部门在各自的职责范围内负责职业病防治的有关监督管理工作。县级以上地方人民政府有关部门在各自的职责范围内负责职业病防治的有关监督管理工作。县级以上人民政府安全生产监督管理部门、卫生行政部门、劳动保障行政部门应当加强沟通,密切配合,按照各自职责分工,依法行使职权,承担责任"。

新修订的《职业病防治法》有以下几个特点:

(1) 明确各部门监管职责。新修订的《职业病防治法》进一步明确和理顺了相关部门在职业病防治工作当中的监管职责。职业病防治工作基本上按照防、治、保三个主要环节确定法治工作。职业病危害的防治工作是以安全生产监督管理部门负责为主;涉及职业健康监护、诊断和治疗是以卫生行政部门负责为主;职业病病人的社会保障工作,以劳动和人力资源社会保障部主要负责。三部门要分工负责协调配合。

(2) 突出了地方政府的职责。强调地方政府的职责,规定国务院和县级以上地方人民政府应当制定职业病防治规划,将其纳入国民经济和社会发展计划,并组织实施。县级以上地方人民政府统一负责、领导、组织、协调本行政区域的职业病防治工作,建立健全职业病防治工作体制、机制,统一领导、指挥职业卫生突发事件应对工作;加强职业病防治能力建设和服务体系建设,完善、落实职业病防治工作责任制。乡、民族乡、镇的人民政府应当认真执行本法,支持职业卫生监督管理部门依法履行职责。

(3) 落实用人单位主体责任。强调落实用人单位职业病防治的主体责任。用人单位应当建立、健全职业病防治责任制,加强对职业病防治的管理,提高职业病防治水平,对本单位产生的职业病危害承担责任。用人单位的主要负责人对本单位的职业病防治工作全面负责。用人单位应当为劳动者创造符合国家职业卫生标准和卫生要求的工作环境和条件,并采取措施保障劳动者获得职业卫生保护。

(4) 优化职业病诊断鉴定程序。在方便劳动者、简化程序、制度设置向保护劳动者权益倾斜等方面作了相关规定。劳动者可以在用人单位所在地、本人户籍所在地或者经常居住地的职业病诊断机构进行职业病诊断。用人单位不提供工作场所职业病危害因素检测结果等资料的,诊断、鉴定机构可以结合劳动者的临床表现、辅助检查结果和劳动者的职业史、职业病危害接触史,并参考劳动者的自述、安全生产监督管理部门提供的日常监督检查信息等,做出职业病的诊断、鉴定结论。安全生产监督管理部门应当监督检查和督促用人单位提供相关资料。劳动者对用人单位提供的工作场所职业病危害因素检测结果等资料持有异议,或者因劳动者的用人单位解散、破产,无用人单位提供上述资料的,诊断、鉴定机构应当提请安全生产监督管理部门进行调查。职业病诊断、鉴定过程中,在确认劳动者职业史、职业病危害接触史时,当事人对劳动关系、工种、工作岗位或者在岗时间有争议的,可以向当地的劳动人事争议仲裁委员会申请仲裁。

(5)减少行政审批环节。2016年二次修订的《职业病防治法》中,对建设项目"三同时"的行政审批予以取消,强调建设单位自律,突出建设单位责任意识。建设单位应当在可行性论证阶段、竣工验收前进行职业病危害预评价和职业病危害控制效果评价,防护设施设计应当符合国家职业卫生标准和卫生要求,去除了原行政部门审查同意方可施工或验收合格方可投入生产和使用等环节,大大提高了建设单位建设项目的周期和效率。

新修订《职业病防治法》坚持预防、控制和消除职业病危害,保护劳动者健康及其相关权益,保障劳动力资源的可持续发展,促进社会经济发展的立法宗旨。规定了国家职业病防治工作总体运行制度,即政府监管与指导、用人单位实施与保障、劳动者权益维护和自律、社会监督与参与以及职业卫生服务技术保障等。明确了我国职业病防治的基本法律制度是:职业卫生监督制度;用人单位职业病防治责任制度;按职业病目录和职业卫生标准管理制度;劳动者职业卫生权利受到保护制度;职业病病人保障制度;职业卫生技术服务、职业病事故应急救援、职业病危害事故调查处理、职业病事故责任追究制度；鼓励科学防治，淘汰落后的职业危害严重的技术、工艺和材料以及职业卫生监督和技术服务及其队伍管理制度等。新修订的《职业病防治法》明确对医疗机构放射性职业病危害控制的监督管理，由卫生行政部门依照本法的规定实施。

说明：2017年全国人大常委会对《职业病防治法》进行了第三次修正，于2017年11月4日通过及公布，并自2017年11月5日起施行。此次修正的主要内容是删除了原职业健康检查机构的相关内容，但保留了"职业健康检查"的要求，同时调整了职业病诊断的相关要求。由于本分册完成编制时，国家卫生和计划生育委员会尚未完成对《职业健康监护管理办法》《职业病诊断与鉴定管理办法》等配套法律法规的修订，因此本分册中关于职业健康检查、职业病诊断和鉴定等工作仍按照法律法规修订前的要求编写。

（二）职业健康检查管理办法

为规范职业健康检查和职业健康监护档案管理，加强职业卫生健康监护工作，保护劳动者健康，依据《职业病防治法》，2002年3月28日卫生部以第23号令发布了《职业健康监护管理办法》，并于 2002 年 5 月 1 日起施行。2015 年 3 月 26 日国家卫生和计划生育委员会第 5 号令发布了《职业健康检查管理办法》，并于 2015 年 5 月 1 日起施行。新的《职业健康检查管理办法》对用人单位所承担的劳动者健康检查和职业健康检查档案管理的法定义务和劳动者享有的健康监护权益做出了明确规定，并明确了用人单位、医疗卫生机构违反《职业病防治法》及本办法规定的法律责任。

1. 职业健康检查

职业健康检查包括上岗前、在岗期间、离岗时健康检查。本管理办法明确规定，职业健康检查应当由省级卫生行政部门批准的从事职业健康检查的医疗卫生机构（简称职业健康检查机构）承担。职业健康检查结果应当客观、真实，职业健康检查机构对健康检查结果承担责任。

职业健康检查机构发现疑似职业病病人应当按规定向所在地卫生行政部门报告，并通知用人单位和劳动者，并按职业健康检查机构的要求安排其进行进一步的职业病诊断或者医学观察。

职业健康检查应依据劳动者所接触的职业病危害因素类别，按 GBZ 188《职业健康监护技术规范》的规定进行。职业健康检查机构应在体检工作结束之后起 30 日内向用人单位出具书面体检报告。用人单位应将体检结果如实告知劳动者。

职业健康检查机构发现劳动者健康损害或者需要复查的，除及时通知用人单位外，还应当及时告知其本人。

2. 职业健康检查档案管理

劳动者的职业健康检查档案是劳动者健康变化、健康状况与职业病危害因素关系的客观记录，是职业病诊断鉴定的重要依据之一，也是法院审理健康权益案件的物证。因此职业健康检查档案的内容应当能连续、动态观察劳动者健康状况、能为诊断职业病以及职业卫生执法提供证据，内容要完整简要。用人单位应当为从事职业病危害作业的劳动者建立职业健康检查档案并妥善保存。本办法规定的职业健康检查档案内容应包括：职业健康检查委托协议书，用人单位提供的职业史、既往史、职业病危害接触史、相应作业场所职业病危害因素监测结果等相关资料，出具的职业健康检查结果总结报告和告知材料等资料。

(三) 职业病诊断与鉴定管理办法

为规范职业病诊断鉴定工作，根据《职业病防治法》，卫生部在 2002 年 3 月 28 日以第 24 号令发布了《职业病诊断与鉴定管理办法》，并于 2002 年 5 月 1 日起施行。2013 年 1 月 9 日以卫生部令第 91 号的形式，颁布了新修订的《职业病诊断与鉴定管理办法》。该办法明确规定了职业病诊断和鉴定应当遵循"科学、公正、公开、公平、及时和便民"的原则。依照《职业病防治法》，职业病的诊断应按该管理办法和国家职业病诊断标准进行，并符合法定程序方有法律效力。

1. 职业病诊断机构

承担职业病诊断的医疗卫生机构，应当具备以下条件：① 持有医疗机构执业许可证；② 具有相应的诊疗科目及与开展职业病诊断相适应的职业病诊断医师等相关医疗卫生技术人员；③ 具有与开展职业病诊断相适应的仪器、设备；④ 具有健全的职业病诊断质量管理制度。医疗卫生机构应当向省级卫生行政部门提出申请，获批准后才有资质进行职业病诊断。职业病诊断机构批准书有效期为 5 年。职业病诊断机构职责有：在批准的范围内诊断职业病；报告职业病和承担卫生行政部门交付的其他有关职业病诊断工作。

职业病诊断医师应当具备相应条件，并取得省级卫生行政部门颁发的资格证书。职业病诊断医师的条件为：① 具有执业医师资格；② 具有中级以上卫生专业技术职务任职资格；③ 熟悉职业病防治法律规范和职业病诊断标准；④ 从事职业病诊疗相关工作 3 年以上；⑤ 按规定参加职业病诊断医师相应专业的培训，并考核合格。

2. 职业病诊断

职业病诊断机构依法独立行使诊断权,并对其做出的诊断结论承担责任。劳动者可以选择用人单位所在地或本人居住地的县(区)、本县所在市和省(自治区、直辖市)的任何职业病诊断机构进行诊断。职业病的诊断机构不分级别,符合规定的任何一个职业病诊断机构出具的诊断证明均具同等效力。申请职业病诊断者应提交:职业史、既往史、职业健康监护档案复印件、职业健康检查结果、工作场所历年职业病危害因素检测和评价资料以及诊断机构需要提供的其他资料。卫生部卫监督发〔2006〕429 号文件规定,凡用人单位没有对劳动者进行职业健康监护以及没有开展工作场所职业病危害因素监测、评价,导致当事人在申请职业病诊断、鉴定时无法提供有关资料,职业病诊断、鉴定机构可以受理职业病诊断、鉴定申请,并根据当事人提供的自述材料,相关机构和人员提供的有关材料,按《职业病防治法》相关规定做出诊断或鉴定结论。

职业病诊断应依据职业病诊断标准,结合职业病危害接触史、工作场所职业病危害因素检测与评价、临床表现和医学检查结果等资料,进行综合分析与诊断。不能确诊的疑似职业病病人,可以经必要的医学检查或者住院观察后,再做出诊断。没有证据否定职业病危害因素与病人临床表现之间的必然联系，在排除其他致病因素后，应当诊断为职业病。

职业病诊断机构在进行职业病诊断时，应当组织3名以上取得职业病诊断资格的执业医师进行集体诊断。对职业病诊断意见有分歧的，应当按多数人的意见诊断，对不同意见应当如实记录。

职业病诊断机构做出职业病诊断后，应当向当事人出具职业病诊断证明书。职业病诊断证明书应当明确是否患有职业病，对患有职业病的，还应当载明所患职业病的名称、程度（级别）、处理意见和复查时间。该证明书由参加诊断的医师共同签署，并经职业病诊断机构审核盖章。证明书一式三份，劳动者、用人单位各执一份，诊断机构存档一份。诊断机构应建立永久保存的职业病诊断档案。

3. 职业病鉴定

当事人对职业病诊断有异议的，在接到职业病诊断证明书之日起30日内，可以向做出诊断的医疗卫生机构所在地设区的市级卫生行政部门申请鉴定。市级卫生行政部门组织的职业病鉴定委员会负责职业病诊断争议的首次鉴定。当事人对该市职业病鉴定委员会的鉴定结论不服的，在接到职业病诊断鉴定书之日起15日内，可以向原鉴定机构所在地省级卫生行政部门申请再鉴定。职业病鉴定实行两级鉴定制,省级职业病鉴定结论为最终鉴定。

省级卫生行政部门应当设立职业病诊断鉴定专家库,并根据实际工作需要及时调整其成员。专家库可以按照专业类别进行分组。卫生行政部门可以组织职业病诊断鉴定委员会或委托办事机构承担职业病诊断鉴定的组织和日常工作。

职业病诊断鉴定委员会的专家,由申请鉴定的当事人在职业病诊断鉴定办事机构的主持下,从专家库中以随机方式抽取。当事人也可以委托职业病诊断鉴定办事机构抽取专家。职业病诊断鉴定委员会专家组人数为五人以上单数,其中相关专业职业病诊断医师应当为本次专家人数的半数以上,鉴定委员会设组长1名,由鉴定委员推举产生。在特殊情况下,职业病诊断鉴定专业机构根据鉴定工作的需要,可以从本地区以外的专家库中随机抽取相关专业的专家参加鉴定或者函件咨询。职业病诊断鉴定委员会专家有下列情况之一者,必须回避:① 是职业病诊断鉴定当事人或者当事人近亲的;② 已参加当事人职业病诊断或者首次鉴定的;③ 与职业病诊断鉴定有利害关系的;④ 与职业病诊断鉴定当事人有其他关系,可能影响公正鉴定的。

职业病诊断鉴定办事机构应当自收到申请鉴定之日起 5 个工作日内完成材料审核，对资料齐全的发给受理通知书；资料不全的，应当书面通知当事人补充。并在受理鉴定之日起 60 日内组织鉴定、形成鉴定结论，并在鉴定结论形成后 15 日内出具职业病鉴定书。职业病诊断鉴定委员会应当认真审阅有关资料，必要时可以听取当事人陈述和申辩，对被鉴定人进行医学检查，也可以到工作场所现场调查取证；可向原诊断机构调阅有关诊断资料，也可向用人单位索取与鉴定有关的资料。鉴定应依照有关规定和职业病诊断标准，独立进行。鉴定结论应当经专家组 2/3 以上成员通过，鉴定过程应当如实记载，并制作鉴定书。职业病诊断鉴定书应包括：劳动者和用人单位基本信息和鉴定事由；鉴定结论及其依据，如果为职业病，应当注明职业病名称、程度（期别）；鉴定时间等。鉴定书应当于鉴定结束之日起 20 日内由职业病鉴定办事机构发送给当事人。鉴定书加盖职业病诊断鉴定委员会印章。职业病诊断、鉴定的费用由用人单位承担。

四、职业卫生标准

职业卫生标准是以保护劳动者健康为目的，

为预防、控制和消除职业病危害,对职业活动中各种健康相关因素的卫生要求做出技术规定,它是制定职业卫生法规的基础,又是贯彻、实施职业卫生法规的技术规范,是执行职业卫生监督和管理的法定依据。

1956年,国家建设委员会、卫生部颁布了《工业企业设计暂行卫生标准》(标准101-56),这是我国第一部与职业卫生有关国家标准的出台。1963年,我国批准颁布了《工业企业设计卫生标准》(GBJ1-62)并于1963年4月1日起实施。1981年,我国成立了包括劳动卫生标准技术委员会在内的全国性卫生标准组织,职业卫生标准工作取得长足的进步。后随着我国社会和经济的发展,加入世界贸易组织,职业卫生标准也日益快速向国际惯例和要求接轨。

我国是发展中国家,当前正处于快速工业化时期,职业卫生问题具有一定的复杂性、多样性、特殊性。既有老企业原有严重职业危害的治理,也有新建项目如何避免产生职业危害的问题。我国已加入WTO,又面临全球经济一体化引进外资、引进新技术带来的新毒物、新危害问题。在新形势下《中共中央、国务院关于卫生改革与发展的决定》指出:要加快卫生立法步伐,完善以公共卫生、与健康相关产品、卫生机构和专业人员的监督管理为主要内容的卫生法律、法规,建立健全配套的各类卫生标准。

《职业病防治法》第十一条明确规定"有关防治职业病的国家职业卫生标准,由国务院卫生行政部门制定并公布"。

职业卫生标准是一系列职业卫生制度的技术基础,也是职业卫生监督执法的重要技术依据。为更好地配合《职业病防治法》的实施,预防、控制和消除职业危害,保护劳动者健康,完成《职业病防治法》赋予卫生部门的职责,2002 年 3 月 15 日《国家职业卫生标准管理办法》发布并于 2002 年 5 月 1 日实施,适用于国家职业卫生标准的立项、起草、审查、公布、复审和解释等各事项。

国家职业卫生标准的制定涵盖下列九大技术领域,力求在全国范围内形成统一的技术要求:

(一)职业卫生专业基础标准;

(二)工作场所作业条件卫生标准;

(三)工业毒物、生产性粉尘、物理因素职业接触限值;

(四)职业病诊断标准;

(五)职业照射放射防护标准;

(六)职业防护用品卫生标准;

(七)职业危害防护导则;

(八)劳动生理卫生、工效学标准;

（九）职业性危害因素检测、检验方法。

国家职业卫生标准制定的原则：

（一）符合国家有关法律、法规和方针、政策，满足职业卫生管理工作的需要；

（二）体现科学性和先进性，注重可操作性；

（三）在充分考虑我国国情的基础上，积极采用国际通用标准；

（四）逐步实现体系化，保持标准的完整性和有机联系。

国家职业卫生标准分为强制性标准和推荐性标准，强制性标准分为全文强制和条文强制两种形式。

强制性标准包括：

（一）工作场所作业条件的卫生标准；

（二）工业毒物、生产性粉尘、物理因素职业接触限值；

（三）职业病诊断标准；

（四）职业照射放射防护标准；

（五）职业防护用品卫生标准；

其他标准为推荐性标准。

国家职业卫生标准的代号由大写汉语拼音字母构成。强制性标准的代号为"GBZ"，推荐性标准的代号为"GBZ/T"。

国家职业卫生标准的编号由国家职业卫生标

准的代号、发布的顺序号和发布的年号构成。

目前,GBZ 系列标准共有标号 1~239,其中标号 2 有 2 个标准,标号 160 有 85 个标准,标号 189 有 11 个标准,标号 192 有 5 个标准,标号 200 有 2 个标准,标号 210 有 5 个标准,标号 229 有 3 个标准,全部共计 345 个标准。

GBZ 系列标准中标号 95~156、161~187、190、191、200~202、207、208、214~217、219、220、232~235 为放射卫生标准,共 107 个;标号 3~94、209、226~228、236~239 为职业中毒和职业病诊断标准,共 100 个。

其余标准涉及对劳动条件(工作场所)的卫生要求和管理要求做出的技术规定,是以保护劳动者健康为目的、依据职业卫生法律、法规而制定的技术规范,也是卫生监督和管理的法定依据。

与此同时,为加强地方卫生标准工作,提高卫生标准化水平,适应卫生事业发展要求,上海市卫计委主抓地方卫生标准工作,先后在市质量技术监督局的标准化工作的指导下成立了多个卫生领域地方卫生标准化技术委员会,其中职业卫生标委会于 2004 年成立,并在标委会组织建设和运行、标准的制修订、标准的宣贯和能力应用培训、标准实施的监管等方面开展了一系列工作,也取得了一定的成效。职业卫生标委会主要负责职业卫生专业技术领域的标准化技术归口工作,自成立以来,以专业为主导,积极发挥本市疾病控制、卫生监督、检验检测、教学、科研、企业和行政管理部门等各方面人才优势,充分依托地方专业人才资源,积极参与了多项全国职业卫生标准和全国职业病诊断标准的制、修订工作,到目前为止,已有近30余项职业卫生类地方标准项目完成了项目申报、立项、研制、审核、发布及实施,进一步提升了本市职业卫生标准化工作水平,已先后制定完成并发布了《医用X射线诊断机房卫生防护与检测评价规范》(DB 31/62—2009)、《铅酸蓄电池制造行业职业病危害防护规范》(DB31/T 499—2010)、《汽车加油站职业卫生管理规范》(DB31/T 549—2011)、《医用电子加速器治疗机房卫生防护与检测评价规范》(DB 31/527—2011)、《造船行业职业病危害控制规范》(DB31/T 635—2012)、《建设项目职业病危害评价要素》(DB31/T 679—2013)等职业卫生标准,为今后进一步规范职业卫生管理工作提供了依据。

2011年12月29日,卫生部制定并印发了《地方卫生标准工作管理规范》(卫政法发〔2011〕93号),规范自2012年3月1日起施行,要求省级卫生行政部门应当鼓励和支持本行政区域医疗卫生机构和卫生专业技术人员申请和承担卫生部卫生标准制(修)订项目,并对项目承担单位加强政策和业务指导,检查工作进度,督促按时保质完成起草任务,必要时给予一定的经费补助,同时要求地方卫生标准工作应当从实际出发,坚持卫生标准工作与卫生法制工作相结合,发挥卫生标准在医药卫生体制改革中的作用。

当前,职业卫生标准领域面临的问题与对策主要在三个方面:

(1) 随着我国经济的快速发展,现有职业卫生标准的体系结构尚不完善,不能满足《职业病防治法》的执法和社会发展需求。主要反映在职业卫生标准的数量不足,质量尚有欠缺,一些领域还存在空白(如应急标准);尚未形成有力的职业卫生标准保障体系与保障机制,由于尚未得到各级部门的足够重视,导致经费投入不足而科研队伍不够稳定;对国际标准的跟踪尚有差距,对现有文献资源利用不够充分,信息交流不畅。

(2) 加快建立职业卫生标准研制技术支撑体系,以中国疾病预防控制中心职业卫生与中毒控制所为龙头,组织全国疾病预防控制机构、职业病防治机构、高校研究人员参与职业卫生标准研制工作,形成一支精干、高效、稳定、可持续发展的研制队伍;建立职业卫生标准的保障体系,包括经费投入保障机制和职业卫生标准研制的奖励机制,标准纳入科研成果,并按年度进行表彰;完善标准的审查体系,包括专项标准预审制、责任制、标准专家咨询制、委员负责制等;建立对外交流体系,培养精通职业卫生标准和外语的复合型人才;形成网上发布及征求意见的网络体系。

(3)加强国际合作,积极参加国际劳工组织(ILO)、世界卫生组织(WHO)、国际标准化组织(ISO)、经济合作与发展组织(OECD)等国际组织开展的职业卫生、职业病有关政策和标准的制定工作,进一步提高我国学者在国际职业卫生标准的制定过程中的影响力和参与的深度、广度。

参考文献

[1] 中华人民共和国卫生部.职业病防治、放射防护卫生监督[M].北京：法律出版社,2007.

课程八　职业卫生监督

一、职业卫生监督概述

职业卫生监督是指国家卫生计生行政机关和法律、法规授权组织、受委托组织，依据职业卫生法律、法规、规章、标准和规范性文件的规定，对职业卫生管理相对人实施监督，掌握和督促其履行法定义务，并对违法行为依法处理的具体卫生行政行为。职业卫生监督的目的是保护劳动者职业健康及其相关合法权益。

职业卫生监督管理对预防、控制和消除职业病危害，保护劳动者职业健康及其相关合法权益，促进经济发展，构建和谐社会具有决定性作用，是职业病防治工作的关键。

（1）实施职业卫生监督，保护劳动者职业健康及其相关合法权益，体现社会公平、正义，促进经济发展，是坚持以人为本的执政理念，坚持科学发展观、构建和谐社会的具体表现。职业人群是全人口中最具创造力的人群,是生产力要素中最活跃的因素,劳动者健康素质的高低直接关系到一个国家的生产力发展水平和发展质量。做好职业卫生监督工作能够为广大劳动者提供良好的职业卫生保障,能够有效延长劳动者工作年限,提高劳动生产率,保持和促进劳动力资源的可持续发展。

(2)实施职业卫生监督,有利于促进经济协调、可持续发展,促进企业职业卫生水平与国际接轨,走向国际市场。面对当前全球经济一体化,企业管理包括职业卫生管理必须与国际惯例接轨,对企业自身而言,积极改善作业环境是维护劳动者基本人身权利的具体表现,良好的职业卫生生产条件是企业形象的主要内涵之一,有利于提高企业在国际社会的地位和信誉,提高市场竞争力。

(3)实施职业卫生监督,促进经济效益和社会效益的双赢。在我国经济取得飞速发展的同时,劳动者职业健康保护问题也越来越引起国际社会的关注。做好职业卫生监督工作一方面是保护劳动者的健康,是提高劳动者的市场效率;另一方面可以减轻社会和企业负担,具有巨大的社会效益和经济效益。

职业卫生监督是国家行政监督的特殊性专业类别,是国家行政权的组成部分,它还具有自身的

一些特征:

(1) 特殊目的性。职业卫生监督对于实现职业病防治目标,控制职业病危害,特别是强调源头控制和前期预防等方面,贯彻突出事前监督的职业病防治以预防为主的方针,是职业卫生监督特殊目的性所要求的首要关键环节。

(2) 综合科学性。职业卫生监督是以职业卫生科学为基础,结合法律、经济等社会科学的综合性行政行为,融多学科为一体,既要保护劳动者健康权益,又要维护多方的合法权益,保障职业卫生监督的综合科学性。

(3) 操作技术性。职业卫生监督有很强的专业和技术的特殊要求,监督主体必须具备相应的职业卫生技术能力,要有坚实的现代职业卫生坚实基础作为支撑,技术要求高,监督检查难度大。

(4) 部门协调性。职业病防治有关的职业卫生监督是一个需要全社会参与的系统工程,涉及多方面利益主体、错综复杂的社会关系,监督主体部门与相关部门、所在地方政府及上级主体部门等需要进行大量的协调沟通工作。

(5) 运作整体性。职业卫生监督需要有强大的职业卫生技术支撑,也需要强有力的执法保障,环环相扣、不可分割,并且互相联动、不可或缺,只有整合职业卫生监督资源和能力,既有科学分工与各负其责，又有相互配合、相互衔接，才能最有效地发挥职业卫生监督的作用。

经过几十年不懈努力，我国职业卫生监督法律规范体系已基本形成，2009年，根据《关于做好本市职业卫生监督管理职责分工工作的通知》（沪卫监督〔2009〕26号）要求，本市职业卫生对于用人单位的监管职责进行了调整，主要以劳动者职业健康监护为监管重点，2010年下发了《关于职业卫生监管部门职责分工的通知》（中央编办发〔2010〕104号），至2011年底卫生行政部门对于用人单位职业卫生监管已全部移交给安监部门。2012年新修订的《职业病防治法》颁布实施后，本市卫生行政部门职业卫生工作以消除职业危害隐患，维护劳动者职业健康权益为目标，重点关注职业健康检查、职业病诊断与鉴定、职业卫生标准制修订以及职业病报告、重点职业病监测等工作。

国家实行职业卫生监督制度，卫生、安监和劳动保障等部门依据各自职责，负责各自职责范围内职业病防治的监督管理工作。当前，卫生部门和安监部门在职业卫生监督中职责不同，主要区分如下：

卫生部门主要负责拟订职业病防治规划，组织制定发布国家职业卫生标准；组织开展重点职业病监测及职业健康风险评估；负责职业健康检查机构、职业病诊断机构、放射卫生技术服务机构的审批及监督管理;负责职业病报告的管理和发布;组织开展职业病防治的宣传教育及职业人群健康促进工作。

安监部门主要负责起草职业卫生监管有关法规、规章;负责用人单位职业卫生监督检查工作,依法监督用人单位贯彻执行国家有关职业病防治法律法规情况,组织查处职业危害事故和违法违规行为;负责监督管理用人单位职业危害项目申报工作;负责监督检查和督促用人单位依法建立职业危害因素检测、评价、劳动者职业健康监护、相关职业卫生检查等管理制度;负责监督检查和督促用人单位提供劳动者健康损害与职业史、职业危害接触关系等相关证明材料;负责汇总、分析职业危害因素检测、评价、劳动者职业健康监护等信息,向相关部门和机构提供职业卫生监督检查情况。

本市卫生计生委各级卫生监督机构承担职业卫生相关监管职责,每年度开展对全市职业卫生服务机构的全覆盖监督检查,并通过与疾病预防控制中心等第三方机构的合作,已基本形成了职业卫生的医疗、预防、监管"三位一体"格局,职业卫生监督工作总体上呈现健康、有序、务实的良性发展局面。

职业卫生监督是为预防、控制和消除职业危害，保护和增进劳动者健康，提高工作生命质量，并依法采取一切卫生技术或者管理措施。它首要任务是识别、评价和控制不良的劳动条件，保护劳动者的健康。

职业卫生伴随劳动、生产过程而存在，企业规模愈大，工艺愈复杂，使用的原材料愈多，职业卫生监督工作也就愈显重要。现阶段，我国工业经济门类较为完备，生产规模日益壮大，职业卫生工作已受到党和国家高度重视，2002年颁布实施的《中华人民共和国职业病防治法》是开展职业卫生监督管理工作的最高法律依据，更是对企事业单位、其他经济组织和劳动者的职业卫生问题进行了全面、细致的规定，职业卫生监督管理已从行政管理走向法治管理，从传统的劳动卫生监督转变为依法进行职业病防治监督。

目前，国家职业卫生工作实行"预防为主、分类管理、防治结合、综合治理"四大原则。职业病防治工作总体遵循三级预防原则，即：① 一级预防，从根本上着手，使劳动者尽可能不接触职业性有害因素，或控制作业场所有害因素水平在卫生标准允许限度内。② 二级预防，对作业工人实施健康监护、早期发现职业损害、及时处理、有效治疗、防止病情进一步发展。③ 三级预防，对已患职业病的患者积极治疗，促进健康。三级预防的关系是：突出一级预防，加强二级预防，做好三级预防。

《中华人民共和国职业病防治法》规定国家实行职业卫生监督制度，职业卫生监督行为法定，具有权威性、合法性和国家强制性。为适应职业卫生监督工作的需要，我国逐步建立了职业卫生组织机构和队伍，已形成了覆盖全国的职业病防治网络，为实施职业卫生监督提供了组织保障，奠定了雄厚的技术基础。正是由于党和政府的重视，我国的职业病防治工作取得了巨大的成就，劳动者的工作条件有了很大的改善，促进了社会主义事业的蓬勃发展，对保护劳动者健康发挥了重大作用。

二、职业健康检查机构监督

根据《中华人民共和国职业病防治法》《职业健康检查管理办法》的规定，从事职业健康检查的医疗卫生机构必须经省级卫生行政部门审批，取得资质后方可从事相关职业健康检查工作。

承担职业健康检查的医疗卫生机构应具备下列条件：

（一）持有医疗机构执业许可证，涉及放射检查项目的还应当持有放射诊疗许可证；

（二）具有相应的职业健康检查场所、候检场所和检验室，建筑总面积不少于 400 平方米，每个独立的检查室使用面积不少于 6 平方米；

（三）具有与批准开展的职业健康检查类别和项目相适应的执业医师、护士等医疗卫生技术人员；

（四）至少具有 1 名取得职业病诊断资格的执业医师；

（五）具有与批准开展的职业健康检查类别和项目相适应的仪器、设备，开展外出职业健康检查要具有相应的职业健康检查仪器、设备、专用车辆等条件；

（六）建立职业健康检查质量管理制度。

本市职业健康检查机构从事职业健康检查类别分为：

（一）接触有害化学因素作业人员职业健康检查；

（二）接触粉尘作业人员职业健康检查；

（三）接触有害物理因素作业人员职业健康检查；

（四）接触有害生物因素作业人员职业健康检查；

（五）特殊作业人员职业健康检查；

（六）放射工作人员职业健康检查。

职业健康检查机构应按照相关法律法规规定，规范开展职业健康检查工作，具体要求有：

（一）职业健康检查机构开展职业健康检查，应当经省级卫生计生行政部门批准，并由省级卫生计生行政部门向社会公布相关信息；

（二）职业健康检查机构应在批准的职业健康检查类别和项目范围内依法开展职业健康检查工作，并出具职业健康检查报告；

（三）职业健康检查机构应当依据相关技术规范，结合用人单位提交的资料，明确用人单位应当检查的项目和周期；

（四）用人单位应当按照国务院安全生产监管部门、卫生计生行政部门的规定，组织从事接触职业病危害作业的劳动者进行职业健康检查，并将检查结果书面告知劳动者；

（五）职业健康检查机构及相关工作人员应当尊重、关心、爱护劳动者，保护劳动者的知情权及个人隐私；

（六）职业健康检查机构发现疑似职业病的，应当及时书面告知劳动者本人和用人单位，同时向所在地卫生计生行政部门和安全生产监督管理部门报告；发现职业禁忌的应及时告知用人单位和劳动者。

本市各级卫生监督机构依据《中华人民共和国职业病防治法》《职业健康检查管理办法》《放射工作人员职业健康管理办法》等法律法规规范对全市职业健康检查机构实施监督管理。按照属地化管理原则,制定年度监督检查计划,按要求完成每年度开展对本市职业健康检查机构的全覆盖监督检查工作,通过监督检查,规范职业健康检查机构工作,加强职业健康检查机构的管理,保障劳动者的合法权益。监督检查的主要内容包括:

（一）相关法律法规、标准的执行情况;

（二）按照批准类别和项目开展职业健康检查的情况;

（三）外出职业健康检查工作情况;

（四）职业健康检查质量控制情况;

（五）职业健康检查结果、疑似职业病报告与告知情况;

（六）职业健康检查档案管理情况等。

监督检查要点包括:

（一）检查职业健康检查的资质,从事职业健康检查工作的机构,必须获得卫生行政部门批准的上海市职业健康检查机构证书。

（二）检查机构的专业人员及仪器设备配置情况。

（三）检查机构的机构设置和工作场所情况。

（四）检查机构是否在上海市职业健康检查机构证书批准的范围内开展职业健康检查工作。

（五）检查机构的管理制度。

（六）检查机构开展的职业健康检查工作是否符合法律法规及标准的要求。

（七）检查机构的职业健康检查结果告之情况。

（八）检查机构职业病、疑似职业病的报告情况。

（九）检查职业健康检查档案情况。

（十）检查机构的职业健康检查信息汇总和上报情况。

监督检查方法：

（一）监督人员在对机构检查时，发现其从事职业健康检查工作，应查验其是否具有上海市职业健康检查机构证书，其上海市职业健康检查机构证书正本中的单位名称、法定代表人、地址、项目、有效期等与实际情况是否符合。

（二）现场检查从事职业健康检查工作的人员，查验其主检医师是否具有职业病诊断医师资格证书，按规定核对机构中的人员数量、种类是否符合要求，能否满足所开展职业健康检查项目需要；现场核对机构的仪器设备配置是否符合要求。

（三）现场查看机构开展职业健康检查的工作场所是否有固定工作场所和辅助检查工作场所且能满足实际检查工作的需求。

（四）现场抽取机构出具的《职业健康检查表》或《放射工作人员健康检查表》和《职业健康检查结果一览表》与其《上海市职业健康检查机构证书》中的项目核对。

（五）抽取机构的有关制度档案资料，检查是否建立了以下制度：

职业健康检查组织机构图、职业健康检查相关科室职责、职业健康检查程序、职业健康检查人员岗位职责、职业健康检查质量控制制度、职业健康检查工作人员考评制度、职业健康检查仪器设备管理制度、物资材料请购、审核、领用管理制度、职业病报告制度、职业健康检查档案管理制度、职业健康检查质量申诉处理程序等。

（六）现场抽取职业健康检查工作档案，检查是否符合以下情况：

1. 有专人接受用人单位的委托；在接受用人单位委托前，要求用人单位提供加盖公章的《作业人员职业病危害因素接触情况造册表》、主要工艺流程及作业环境检测情况，职业健康检查服务前与用人单位签订服务合同（协议）。

2. 按照规定书写、更改、审核、签章、分发和保存;报告规范、内容完整、幅面整洁、字迹工整,生物样品的采集、保管、预处理、分析、数据的处理、结果报告等,符合有关技术规范的要求。

3. 按规定规范填写《上海市职业健康检查表》或《上海市放射工作人员职业性健康检查表》,应填项目无缺项。

4. 如委托检测生物样品的,应与受委托机构签订委托检测合同(协议),受委托机构应具有职业健康检查相应资质;在委托检测生物样品时,委托机构应当填写《生物样品委托检测单》;受托机构在得出检测结果后,应填写《生物样品委托检测结果》,不将接受的职业健康检查项目及检查指标(生物样品的检测除外)再委托或交给其他任何机构。

5. 职业健康检查结论应当符合《职业健康检查主要结论表述》的要求;签署职业健康检查结论职业健康检查主检医师应当获得与职业健康检查项目相适应的职业病诊断医师资格;职业健康检查表"检查结论"处应加盖单位公章或职业健康检查专用章。

(七) 抽取机构出具的《职业健康检查表》或《放射工作人员健康检查表》和《职业健康检查结果一览表》《职业健康检查结果个人告知单》,检查是否符合以下要求:

1. 机构是否在体检工作结束（作出体检结论）之日起 30 日内，将体检结果书面告知用人单位。

2. 机构在职业健康检查中发现的健康损害人员、复查人员、禁忌证人员是否告知劳动者本人并及时通知用人单位。

（八）抽取机构的《职业健康检查结果个人告知单（存根）》以及《职业病报告登记册》、职业病报告卡等等，检查职业健康检查机构发现职业病病人或者疑似职业病病人时，是否及时向所在地卫生行政部门报告；同时告知劳动者本人并及时通知用人单位。

（九）现场抽取机构职业健康检查工作档案，检查机构档案是否包括以下内容：

1. 职业健康检查结果一览表。

2. 用人单位提供的《作业人员职业病危害因素接触情况造册表》、职业病危害因素接触情况材料等。

3. 职业健康检查机构与用人单位签订的职业健康检查服务合同或协议等。

4. 职业健康检查报告、告知单送达用人单位、劳动者的签收记录。

5. 职业病报告卡报送记录等。

对于职业健康检查机构的监督检查时，调查

取证应做到：

（一）对未取得上海市职业健康检查机构证书的机构，应在现场笔录中记录从事的职业健康检查工作情况，复印机构出具的职业健康检查结果报告。对单位名称、法定代表人、地址发生变化的应在现场笔录中记录变化情况。

（二）对机构人员、仪器设备配置不符合要求的应在现场笔录中记录所缺人员的数量、种类、所缺仪器设备的名称等，复印机构仪器设备清单、机构人员管理登记等。

（三）对是否有专门科室的设置、科主任的任命等文件在现场笔录中记录；对工作场所不符合要求的机构应在现场笔录中记录查见的工作场所情况，也可以拍摄查见到的实际情况。

（四）对机构开展的职业健康检查工作项目不符合上海市职业健康检查机构证书中批准的项目的，应在现场笔录中记录其开展职业健康检查工作的项目名称、内容简要等，复印查见的《职业健康检查表》《放射工作人员健康检查表》《职业健康检查结果一览表》《上海市职业健康检查机构证书》等。

（五）对未建立或健全管理制度的机构应在现场笔录中记录各项制度资料情况。

（六）对未按规定开展职业健康检查工作的

机构应在现场笔录中记录不符合的情况并复印《职业健康检查表》《放射工作人员健康检查表》《职业健康检查结果一览表》《作业人群职业病危害因素接触情况造册表》等资料。

（七）对职业健康检查结果告知不符合法律法规要求的机构应在现场笔录中记录告知的内容、时间、对象等并复印《职业健康检查表》《放射工作人员健康检查表》《职业健康检查结果一览表》《职业健康检查结果个人告知单》。

（八）职业健康检查机构未按规定进行职业病报告应在现场笔录中记录有关迟报、漏报、未报人员的姓名、工作单位、职业病诊断病名、诊断时间、报告时间、报告人等并复印《职业健康检查结果个人告知单》《职业病报告登记册》、职业病报告卡等。

（九）对职业健康检查工作档案不完整的机构应在现场笔录中记录不完整的档案情况。

三、职业病诊断机构监督

根据《中华人民共和国职业病防治法》《职业病诊断与鉴定管理办法》的规定，从事职业病诊断服务的机构必须经省级卫生行政部门审批，取得资质后方可从事相关职业病诊断工作。

本市职业病诊断机构从事职业病诊断项目分为：

（一）职业性尘肺病及其他呼吸系统疾病；

（二）职业性皮肤病；

（三）职业性眼病；

（四）职业性耳鼻喉口腔疾病；

（五）职业性化学中毒；

（六）物理因素所致职业病；

（七）职业性放射性疾病；

（八）职业性传染病；

（九）职业性肿瘤；

（十）其他职业病。

各级卫生监督机构依据《中华人民共和国职业病防治法》《职业病诊断与鉴定管理办法》等法律法规规范，按要求每年度开展对全市职业病诊断机构的全覆盖监督检查，通过监督检查，规范职业病诊断机构工作，加强职业病诊断机构的管理，保障劳动者的合法权益。监督检查的主要内容包括：

（一）法律法规、标准的执行情况；

（二）规章制度建立情况；

（三）人员、岗位职责落实和培训等情况；

（四）职业病报告情况等。

监督检查要点：

（一）检查机构的职业病诊断资质，从事职业病诊断工作的机构，必须获得卫生行政部门批准的上海市职业病诊断批准证书。

（二）检查机构的专业人员、仪器设备的配备情况。

（三）检查机构开展职业病诊断的工作场所情况。

（四）检查机构是否在上海市职业病诊断批准证书批准的范围内开展职业病诊断工作。

（五）检查开展职业病诊断工作的管理制度。

（六）检查机构开展的职业病诊断工作是否符合法律法规及标准的要求。

（七）检查机构出具的职业病诊断证明书。

（八）检查机构的职业病、疑似职业病报告情况。

（九）检查机构的职业病诊断档案。

监督检查方法：

（一）监督人员在对机构检查时，发现其从事职业病诊断工作，应查验其是否具有上海市职业病诊断批准证书，其上海市职业病诊断批准证书正本中的单位名称、法定代表人、地址、项目、有效期等与实际情况是否符合。

（二）现场检查从事职业诊断工作的人员，查验其是否具有职业病诊断医师资格证书，现场核对机构的仪器设备配置是否符合要求。

（三）现场查看机构开展职业病诊断的职业病科室及相关鉴别诊断科室是否有固定的工作场所，并有职业病诊疗病床。

（四）现场抽取机构出具的职业诊断证明书、职业病诊断病史等与其上海市职业病诊断批准证书中的项目核对。

（五）抽取机构的有关制度档案资料，检查是否建立了以下制度：

职业病诊断组织机构图、职业病诊断相关科室职责、职业病诊断工作制度和工作程序、职业病诊断医师管理制度、职业病诊断医师及相关人员岗位职责、职业病报告管理制度、职业病诊断质量控制制度、职业病诊断工作人员考评制度、职业病诊断仪器设备管理制度、物资材料请购、审核、领用管理制度、职业病诊断档案管理制度、职业病诊断质量申诉处理程序等。

（六）现场抽取机构的职业病诊断档案，检查其职业病诊断工作是否符合以下要求：

1. 当事人依法要求进行职业病诊断的，职业病诊断机构进行接诊并告知当事人职业病诊断程序，应有接诊记录、告知记录等书面资料。

2. 当事人应当填写《职业病诊断就诊登记表》。

3. 职业病诊断过程中临床检查与实验室检验符合有关技术规范的要求。

4. 职业病诊断机构在进行职业病诊断时，应当组织三名以上（含三名）单数取得相应职业病诊断资格的执业医师进行集体诊断。对职业病诊断有意见分歧的，应当按多数人的意见诊断；对不同意见应当如实记录在职业病诊断过程记录中。

（七）现场抽取机构出具的职业病诊断证明书，检查职业病诊断证明书是否符合以下要求：

1. 职业病诊断证明书应当由参加诊断的医师共同签署，并经承担职业病诊断的医疗卫生机构审核盖章。

2. 做出职业病诊断后，职业病诊断机构应当向当事人出具上海市职业病诊断证明书，一式三份，劳动者、用人单位各执一份，职业病诊断机构存档一份。

3. 职业病诊断结论应当明确是否患有职业病，对患有职业病的，还应当载明所患职业病的名称、程度（期别）、处理意见和复查时间。

4. 职业病诊断机构应当于作出诊断之日起 5 个工作日内将上海市职业病诊断证明书发送当事人并作好签收记录。

（八）抽取机构的《职业病报告登记册》《职业

病诊断证明书》、职业病报告卡等,检查机构发现职业病病人或者疑似职业病病人时,是否及时向所在地卫生行政部门报告;同时告知劳动者本人并及时通知用人单位。

（九）现场抽取机构档案资料,检查职业病诊断档案是否符合以下要求:

1. 档案内容包括职业病诊断证明书;职业病诊断过程记录:包括参加诊断的人员、时间、地点、讨论内容及诊断结论;用人单位和劳动者提供的诊断用所有资料;临床检查与实验室检验等结果报告单;现场调查笔录及分析评价报告等。

2. 是否有与职业病诊断档案管理工作相适应的档案保管场所。

3. 职业病诊断机构应于作出诊断之日起15个工作日内按职业病诊断档案管理规定的要求,完成职业病诊断资料的归档工作,永久保存。

对于职业病诊断机构的监督检查时,调查取证应做到:

（一）对未取得上海市职业病诊断批准证书的机构,应在现场笔录中记录从事的职业病诊断工作情况,复印机构出具的职业病诊断结果报告。对单位名称、法定代表人、地址发生变化的应在现场笔录中记录变化情况。

（二）对机构人员、仪器设备配置不符合要求的应在现场笔录中记录所缺人员的数量、种类，所缺仪器设备的名称等，复印机构仪器设备清单、机构人员管理登记等。

（三）对工作场所不符合要求的机构应在现场笔录中记录查见的工作场所情况，也可以拍摄查见到的实际情况。

（四）对机构开展的职业病诊断项目不符合上海市职业病诊断批准证书中批准的项目的，应在现场笔录中记录其开展职业病诊断工作的项目名称、内容简要等，复印职业诊断证明书、职业病诊断病史、上海市职业病诊断批准证书等。

（五）对未建立或健全管理制度的机构应在现场笔录中记录各项制度资料情况。

（六）对未按规定开展职业病诊断工作的机构应在现场笔录中记录以上不符合的情况并复印职业诊断证明书、职业病诊断病史、职业病诊断医师资格证书、上海市职业病诊断批准证书等。

（七）对出具的职业病诊断证明书不符合要求的机构应在现场笔录中记录职业病诊断的内容并复印职业病诊断证明书、职业病诊断医师资格证书等。

（八）职业病诊断机构未按规定进行职业病报告应在现场笔录中记录有关迟报、漏报、未报人员的姓名、工作单位、职业病诊断病名、诊断时间、报告时间、报告人等并复印职业病诊断证明书、《职业病报告登记册》、职业病报告卡等。

（九）对职业病诊断工作档案不完整的机构应在现场笔录中记录不完整的档案情况。

四、违法行为及处理

（一）医疗卫生机构未经批准擅自从事职业健康检查、职业病诊断

1. 适用的法律法规

违反条款：《中华人民共和国职业病防治法》第三十五条第三款、第四十三条第一款。

处罚条款：《中华人民共和国职业病防治法》第七十九条。

2. 处罚内容

责令立即停止违法行为，没收违法所得；违法所得5 000元以上的，并处违法所得2倍以上10倍以下的罚款；没有违法所得或者违法所得不足5 000元的，并处5 000元以上5万元以下的罚款。

（二）超出资质认可或者批准范围从事职业健康检查、职业病诊断

1. 适用的法律法规

违反条款：无。

处罚条款：《中华人民共和国职业病防治法》第八十条第（一）项。

2. 处罚内容

责令立即停止违法行为，给予警告，没收违法所得；违法所得 5 000 元以上的，并处违法所得 2 倍以上 5 倍以下的罚款；没有违法所得或者违法所得不足 5 000 元的，并处 5 000 元以上 2 万元以下的罚款；情节严重的，由原认可或者批准机关取消其相应的资格。

（三）不按照规定履行法定职责

1. 适用的法律法规

违反条款：《中华人民共和国职业病防治法》第四十三条第三款、第四十四条、第四十六条第一款第（一）项、第（二）项、第（三）项、第三款、第四款、第四十八条第一款、第二款、第五十五条第一款。

处罚条款：《中华人民共和国职业病防治法》第八十条第（二）项。

2. 处罚内容

责令立即停止违法行为，给予警告，没收违法

所得;违法所得 5 000 元以上的,并处违法所得 2 倍以上 5 倍以下的罚款;没有违法所得或者违法所得不足 5 000 元的,并处 5 000 元以上 2 万元以下的罚款;情节严重的,由原认可或者批准机关取消其相应的资格。

(四) 出具虚假证明文件

1. 适用的法律法规

违反条款:无。

处罚条款:《中华人民共和国职业病防治法》第八十条第(三)项。

2. 处罚内容

责令立即停止违法行为,给予警告,没收违法所得;违法所得 5 000 元以上的,并处违法所得 2 倍以上 5 倍以下的罚款;没有违法所得或者违法所得不足 5 000 元的,并处 5 000 元以上 2 万元以下的罚款;情节严重的,由原认可或者批准机关取消其相应的资格。

(五) 医疗卫生机构未按照规定报告职业病、疑似职业病

1. 适用的法律法规

违反条款:《中华人民共和国职业病防治法》第五十条。

处罚条款:《中华人民共和国职业病防治法》第七十四条。

2. 处罚内容

责令限期改正,给予警告,可以并处 1 万元以下的罚款;弄虚作假的,并处 2 万元以上 5 万元以下的罚款。

(六) 职业病诊断鉴定委员会组成人员收受职业病诊断争议当事人的财物或者其他好处

1. 适用的法律法规

违反条款:《中华人民共和国职业病防治法》第五十四条第一款。

处罚条款:《中华人民共和国职业病防治法》第八十一条。

2. 处罚内容

警告,没收收受的财物,可以并处 3 000 元以上 5 万元以下的罚款。

(七) 未指定主检医师或者指定的主检医师未取得职业病诊断资格

1. 适用的法律法规

违反条款:《职业健康检查管理办法》第七条第一款。

处罚条款:《职业健康检查管理办法》第二十

六条第(一)项。

　　2. 处罚内容

　　责令限期改正,并给予警告;逾期不改正的,处 5 000 元以上 3 万元以下罚款。

(八) 未建立职业健康检查档案

　　1. 适用的法律法规

　　违反条款:《职业健康检查管理办法》第十八条。

　　处罚条款:《职业健康检查管理办法》第二十六条第(二)项。

　　2. 处罚内容

　　责令限期改正,并给予警告;逾期不改正的,处 5 000 元以上 3 万元以下罚款。

(九) 违反《职业健康检查管理办法》其他有关规定

　　1. 适用的法律法规

　　违反条款:《职业健康检查管理办法》第十条、第十三条、第十四条、第十五条。

　　处罚条款:《职业健康检查管理办法》第二十六条第(三)项。

　　2. 处罚内容

　　责令限期改正,并给予警告;逾期不改正的,处 5 000 元以上 3 万元以下罚款。

（十）职业健康检查机构出租、出借《职业健康检查机构资质批准证书》

 1. 适用的法律法规

 违反条款：无。

 处罚条款：《职业健康检查管理办法》第二十七条。

 2. 处罚内容

 予以警告，并处 3 万元以下罚款。

（十一）未建立职业病诊断管理制度

 1. 适用的法律法规

 违反条款：《职业病诊断与鉴定管理办法》第十四条。

 处罚条款：《职业病诊断与鉴定管理办法》第五十八条第（一）项。

 2. 处罚内容

 责令限期改正；逾期不改正的，给予警告，并可以根据情节轻重处以 2 万元以下的罚款。

（十二）不按照规定向劳动者公开职业病诊断程序

 1. 适用的法律法规

 违反条款：《职业病诊断与鉴定管理办法》第十五条第一款。

处罚条款:《职业病诊断与鉴定管理办法》第五十八条第(二)项。

2. 处罚内容

责令限期改正;逾期不改正的,给予警告,并可以根据情节轻重处以 2 万元以下的罚款。

(十三) 泄露劳动者涉及个人隐私的有关信息、资料

1. 适用的法律法规

违反条款:《职业病诊断与鉴定管理办法》第十五条第二款。

处罚条款:《职业病诊断与鉴定管理办法》第五十八条第(三)项。

2. 处罚内容

责令限期改正;逾期不改正的,给予警告,并可以根据情节轻重处以 2 万元以下的罚款。

(十四) 其他违反《职业病诊断与鉴定管理办法》的行为

1. 适用的法律法规

违反条款:《职业病诊断与鉴定管理办法》第二十二条、第三十二条、第三十三条、第三十五条。

处罚条款:《职业病诊断与鉴定管理办法》第

五十八条第(四)项。

2. 处罚内容

责令限期改正;逾期不改正的,给予警告,并可以根据情节轻重处以 2 万元以下的罚款。